U0858542

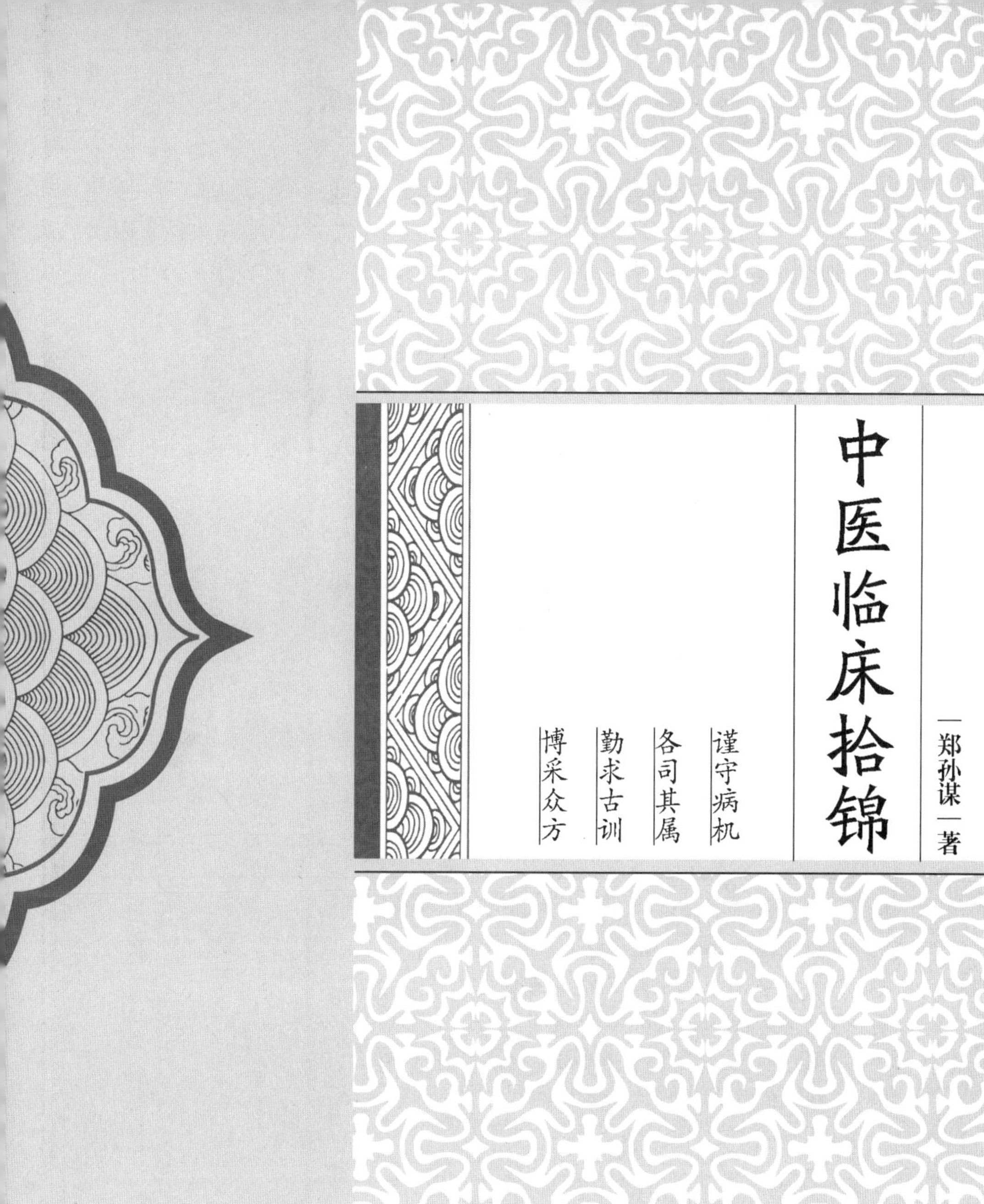

海峡出版发行集团 | 福建科学技术出版社
THE STRAITS PUBLISHING & DISTRIBUTING GROUP | FUJIAN SCIENCE & TECHNOLOGY PUBLISHING HOUSE

图书在版编目（CIP）数据

中医临床拾锦 / 郑孙谋著. —福州：福建科学技术出版社，2024.5
ISBN 978-7-5335-7232-7

Ⅰ.①中… Ⅱ.①郑… Ⅲ.①中医临床－经验－中国－现代 Ⅳ.①R249.7

中国国家版本馆CIP数据核字（2024）第057468号

出 版 人 郭 武
责任编辑 林 栩
装帧设计 余景雯
责任校对 林峰光 王 钦

中医临床拾锦

著 者 郑孙谋
出版发行 福建科学技术出版社
社 址 福州市东水路76号（邮编350001）
网 址 www.fjstp.com
经 销 福建新华发行（集团）有限责任公司
印 刷 福建新华联合印务集团有限公司
开 本 700毫米×1000毫米 1/16
印 张 13.5
字 数 162千字
插 页 8
版 次 2024年5月第1版
印 次 2024年5月第1次印刷
书 号 ISBN 978-7-5335-7232-7
定 价 128.00元

作者简介

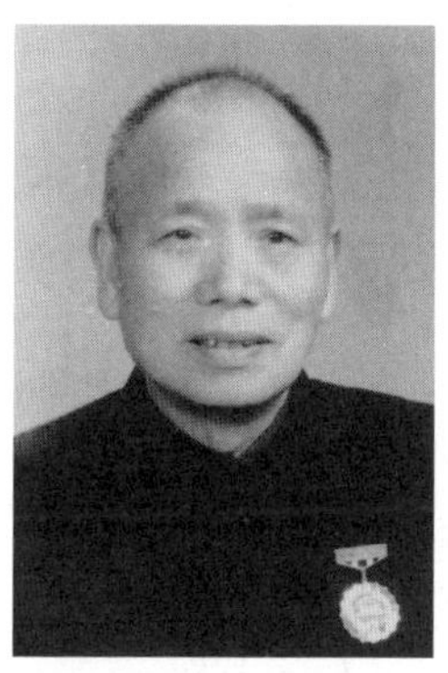

郑孙谋（1913—2001），男，字仲权，福建福州市人。五世业医，14岁始涉杏林，24岁悬壶故里，致力中医临床70余年，学术上精于伤寒、温病，起重病于沉疴。擅长内科，妇、幼科亦有较深造诣，善于治疗疑难杂病，尤崇气化医理，用药轻灵而效彰。

曾任福州市人民医院（福州市中医院）副院长、福建中医学院（现为福建中医药大学）内科教研组副组长、教授，首批国家级名老中医，中华全国中医学会理事及福建分会副会长、福州分会副理事长等职，福州市中医研究所所长，福州市中医学会名誉会长，中华中医药学会福建分会常务理事，中华医学会福建分会常务理事，中国中西医结合学会福建分会顾问，福建省卫生厅（现为福建省卫生健康委员会）学术委员会委员，中国红十字会福州分会副会长，福州市科学技术协会常委，福州市卫生局医学顾问组副组长，福建省第四、五、六届人民代表大会代表。多次被评为福建省、福州市卫生先进工作者和劳动模范，曾被评为“福建省优秀共产党员”，分别于1983年、1986年、1987年被评为“全国卫生系统先进工作者”，全国五一劳动奖章获得者。

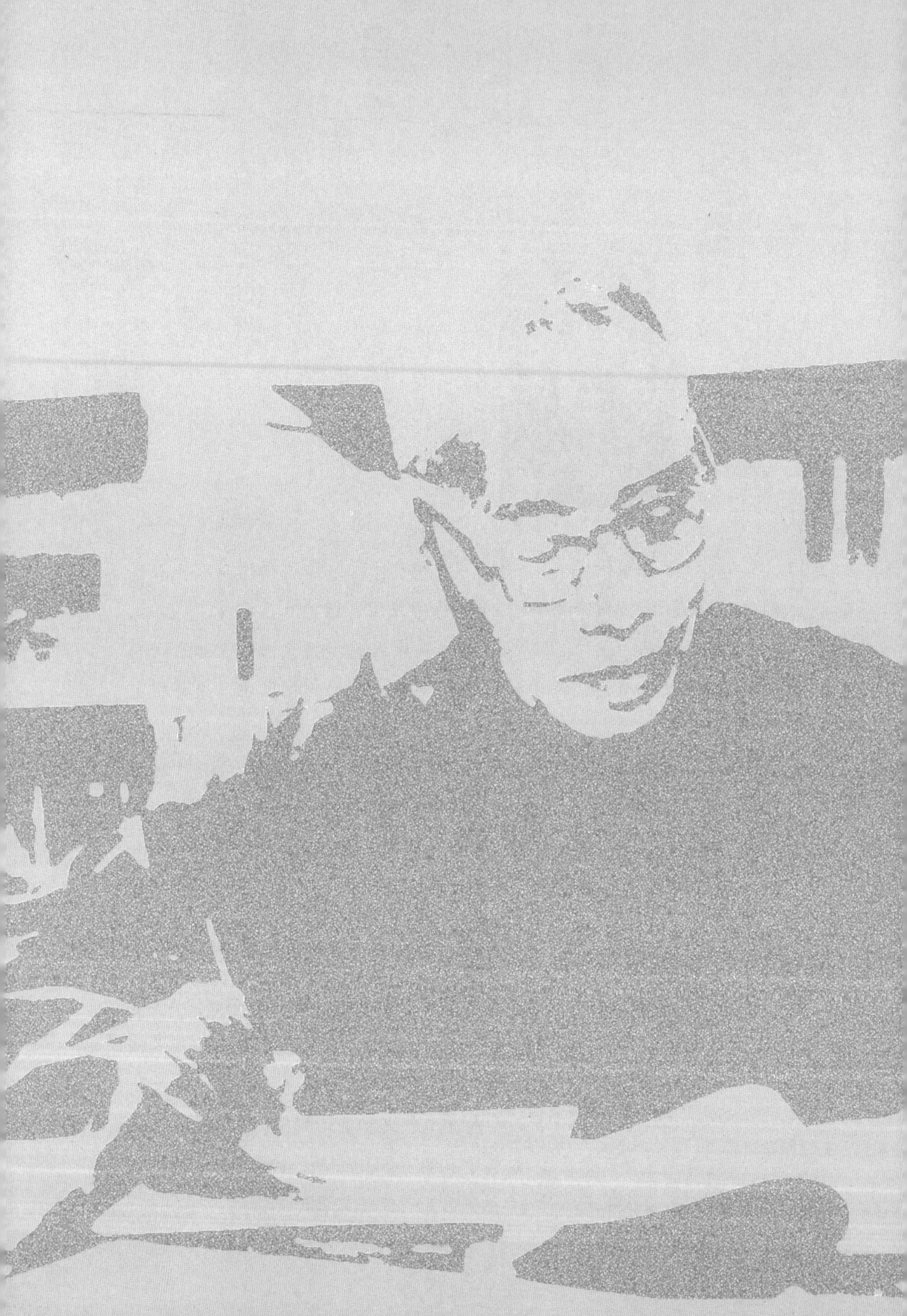

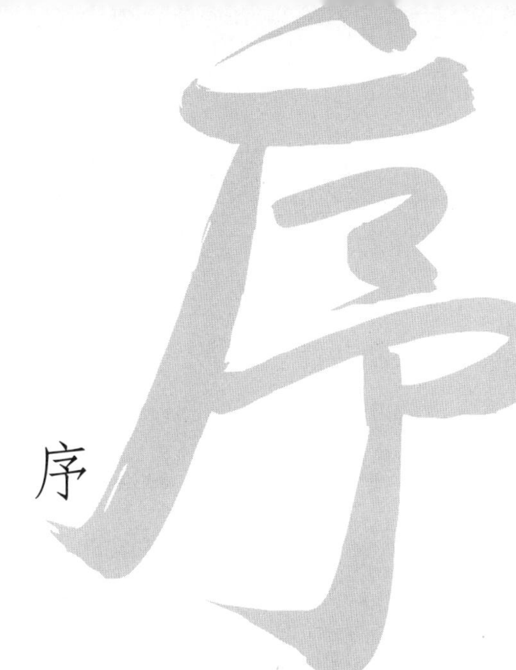

序

欣闻国家级名老中医郑孙谋先生的著作《中医临床拾锦》即将付梓，我感到十分欣慰。

郑孙谋先生是我的恩师。在20世纪60年代初，我就读于福建中医学院（现为福建中医药大学），郑老时任福建中医学院内科教研组副组长，同时又是历届毕业生内科临床带教老师。

郑老教学严谨，在70多年临床及任教中，对中医理论潜心探索，师仲景“勤求古训，博采众方”之论，严遵《黄帝内经》“谨守病机，各司其属，有者求之，无者求之”之旨，或脏腑辨证，或气血辨证，或六淫辨证，务求诊断准确，药无虚发，方必有功。

郑老在临证上既能博采众长，又善于独立思考，师古而不泥古，治学大胆创新而不离其宗，恪守规矩而取用于巧，是可谓大医也。

郑老常教诲学生，纵览中医理论，唯“气化”二字一以贯之，所谓“天人合一”，从根本上讲就是因于气化。气化，一方面指气的运动变化，包括了气的运动，即升降出入；另一方面包括了气在运动过程中产生的各种变化。气化是人体与自然共同的现象和规律，二者之间具有可类比性。因此在“天人合一”整体观的指导下，以气化为理论工具，考察气候、物候、病候之间的关系，探讨相关疾病的发病、预防与治疗，构成了中医理论的主要落脚点。因此，郑老的处方遣药简洁轻灵，药不过10～12味，然君臣佐使，布列井然。曾有病家执方到药肆取药，不识者讥之：“此小儿方乎？”病家一笑对曰：“你只管配药，就是这种味少量轻之方，每次染恙都霍然而愈。”问者哑然。

中华人民共和国成立后，党和国家重视中医药事业发展，倡导挖掘、继承、发展中医药宝库中的精华，充分利用中医药这一宝贵财富造福于民。这是民族的使命、时代的召唤、历史的责任。

在我国近现代中医发展史上，众多著名老中医在中医学发展过程中起到了承前启后的作用。郑老不吝秘术，广求传播，所秉承的正是力求为民除疾的一片赤诚之心。其所述医案，辨证明晰，治必效验，具有很强的临床实用性，其中也不乏具有创造性的建树，是启迪后学的甚好教材。中医学的继承发扬任重道远，需要广大中青年中医脚踏实地，认真研读经典，博采诸家之长，深入钻研名师医案，勤于临床。

凡中医从业者及中医高校学子，一定能从是书中管窥郑老临床特色，汲取精华，从而登堂入室。

欣慰之余，乐为之序。

原福建省卫生厅副厅长 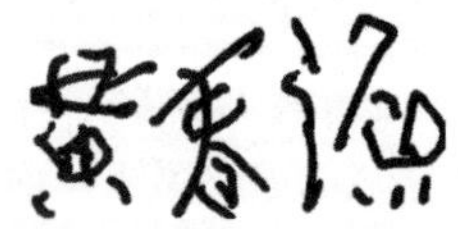

壬寅孟冬于福州

前言

郑孙谋（1913—2001）出生于福州仓山区一个五世业医的家庭。年及弱冠，他便立下宏愿，继承家学以活人。他拜于族叔郑宗洛师门下，学习中医基础理论，同时随堂伯父郑少荣侍诊。郑宗洛是福州地区中医气化学派领军人物，治病善以平淡之方取奇效，病家十分信服。两位家族长辈的耳提面命，为郑孙谋打下坚实的中医理论与临床基础。

中华人民共和国成立后，郑老以极大热情投身中医事业。20 世纪 50 年代初，他与福建省名老中医林英藩等几位同仁，在福州市仓山区烟台山开办中医第一联合诊所，声名鹊起。1956 年调入福州市人民医院（现福州市中医院），同年入党。1962 年，郑老被聘为中医内科副主任医师，翌年被评为福建省名老中医。70 年代初晋升为主任医师，被评为首批国家级名老中医。曾任福建中医学院内科教研组副组长、福州市中医研究所所长。1988 年，郑孙谋被确定为首批国家级名老中医药专家，享受国务院政府特殊津贴，同年被聘为首批福建中医学院教授。

1959年国庆大典，郑老受邀作为福建省文教卫生系统先进工作者及劳动模范的代表进京观礼。在以后的从医生涯中，他勤勉工作，受到了广泛的好评。连续多年被评为福建省、福州市劳动模范，曾被评为“全国卫生系统先进工作者”，为全国五一劳动奖章获得者。

郑孙谋仁心仁术，驰誉杏林。郑老业医逾70年，坚持每天上午门诊，求医者众，门庭若市，都得过午方能下班。每天下午，安排西医医院医师对疑难病或危重病患者会诊，与西医专家一起制订商讨诊疗方案，使众多患者转危为安。他始终遵奉古代医家传统美德“疾厄来求救者，不得问其贵贱贫富”。在千千万万人次的诊疗中，不论达官显贵，或是乡野村民，男女老幼，贫富贵贱，他都一视同仁，细心诊察，全力施治，不求回报。外地有些疑难杂症的患者写信问病求方，他总是利用休息时间，亲笔给予一一回复，并亲自到邮局投递。因为郑老高尚的品格和医德，老百姓亲切地将郑孙谋先生喻为杏林“活菩萨”。尽管诊务繁忙，郑老曾撰写20余篇医案、医话，刊载于各级医刊及专著中。20世纪70年代初，郑老任福建省“西学中”班中医教师，自行编写福建省“西学中”教材，带教高级人才近200人。

在长期临床实践中，郑老形成了自己独特的学术思想，在临床辨证上特别注重中医五运六气、八纲辨证的运用，学术上融伤寒、温病为一体，推崇李东垣顾胃气、扶生气的学术观点，重视“气化”观，善治疑难重症。以辨证准，遣药少，量轻而效宏，“四两拨千斤”著称。中医内科病种可谓多矣,《中医临床拾锦》所收载的病案，多是内科临床的常见病、多发病及疑难杂症。多种疑难杂病的辨证施治，或侧重于鉴别诊断，或侧重于用药特点，见解独特，并例举验案，使理论与实践紧密结合；所选验方均经临床验证并行之有效；所选录病案多为临床疗效好，有随访，具特色的医案、救误案，以体现郑老治病过程的思维与方法。阅览全书，既可以领会代代相传的中医气化学说，又可以管窥郑老所特有的临床思路与理法方药，理解他独特的临证遣方用药风格。

继承与发展中医学，是中医界的使命和担当。几十年来，福州市中医院秉承开拓进取的理念，推动着福州地区中医学术的继承与发展。我们期望有更多的中医老前辈的医著问世，为中医发展锦上添花。

整理出版中医老前辈的医著，是一项有重要意义的工作。《中医临床拾锦》一书的付梓，是郑老部分临床经验的总结，是其临床诊疗的鲜活记录，是启迪后学的好教材。是稿20世纪80年代末基本完稿，因多种原因未能及时编排付梓，实有遗憾。时光飞逝，又过30余年，以此书飨读者，亦是郑老生前所愿，我们不但要继承他的医术，更要发扬他的高尚医德。中医学的传承任重道远，需要广大中医人脚踏实地，认真研读经典，从前辈名老中医医案中汲取养分。如能锲而不舍，则中医业者的中医理论修养与实践有望更上一层楼。

本书由郑孙谋著，郑婉如、江映红协助整理。其中大部分资料由郑婉如收集，李成平、郑维厚、任尔济等提供了部分临床资料，郑耿南也参与了撰文并整理。书稿今能付梓，承蒙福建省卫生健康委员会、福州市卫生健康委员会和福州市中医院领导的重视，以及诸多科室全体同志的支持。为此，谨表由衷的谢意。

福州市中医院

2024 年 1 月

目录

名医简传篇

医论精选篇

医案举隅篇

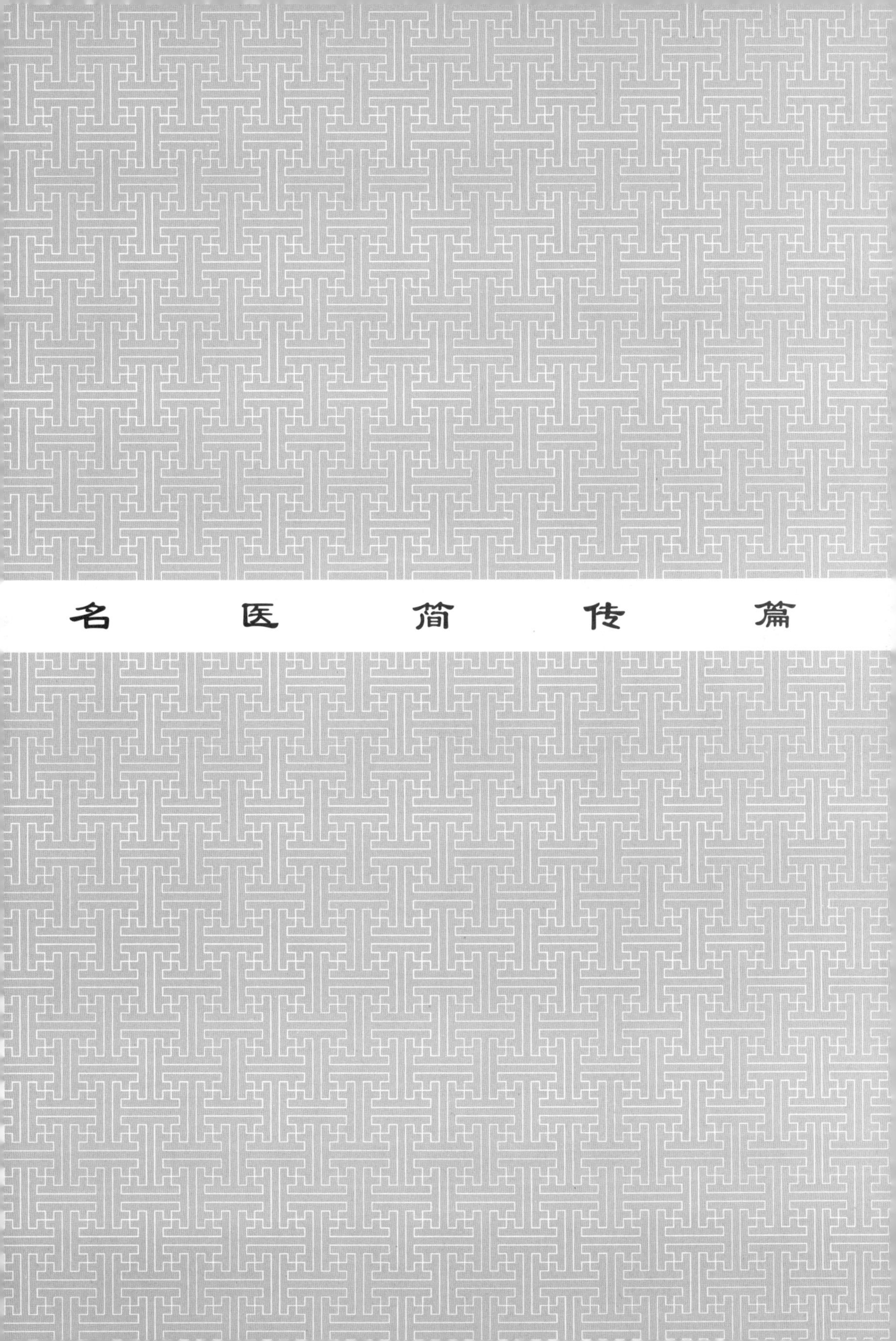

名 医 简 传 篇

第一章　医家传略

祖国医学与我

余出生在福州盖山江边乡的一个中医世家。余的高祖有章公、曾祖父永鏅公、祖父榛仁公及笔者父亲少康公均操医业，在世有医名。余七岁那年，慈父见背，全家生计凭母亲女红维持。

11 岁那年，余从福州市锦江小学五年级转入乡中私塾。塾师翁贻燕先生乃前清秀才，乡试不第，颜其室曰“养晦山房”，自号“醉亭居士”，设帐授徒。翁师所授者囊括四书五经，旁及文史、制对、作文。如斯六年，为余奠立了国学根基，得以入祖国医学门径。其中《礼记·月令》言天时，《尚书·洪范》言五行，《周易》言阴阳、言事物互根互化，体现出原始朴素的整体观，对于指导余后来的临床实践，功莫大焉。

进私塾 2 年后，母亲遵循父训，希望能克绍箕裘，也为余今后的生路计，命余课余研读医籍。几年工夫，余在从医的堂叔少瑜公指导下，熟读了《黄帝内经》《难经》《伤寒杂病论》《金匮要略》等经典著作，背诵了《汤头歌诀》等医籍。初时囫囵，其后文理粗通，医文相长，读来亦颇有趣，遂矢志操岐黄术以活人。当年手录的医书惜多已失散，仅存四卷《痘疹诊治》而已。

较为系统地掌握了中医基础理论后，余从 17 岁起从堂伯少荣公侍诊。少荣公长于幼科，名噪一时，尤精痘疹、疹后潮热、走马牙疳等小儿危重病。一些疾患西医束手无策，少荣公辄数剂病起沉疴，甚者能观天花报点部位明断预后吉凶。

少荣公质朴言讷，然临床经验丰富。每诊一病，必先给余分析病因病机及所用方药，而后才处方。侍诊之余，余常去堂兄燧谋开的一爿药铺里帮工，学会拣药、碾药、提戥、配药，认识了许多药材标本，大大加深了对中药功效的理解。在柜台上配方的过程中，余有幸得见不少名医，如郑宗洛、林心斋、郑泽丞、萧乾中等前辈的处方，从中悉心揣摩，获益匪浅。

余的族叔郑宗洛儒医也，对余学术观点的形成影响最大。他辨证施治首重气化，用药轻灵，药味简而不失法度。余虽未执弟子礼，然学有所惑，常请教于他。余在侍诊的5年里，读书临证，转益多师，是学医过程的一个重要阶段。

24岁余出师后，蛰居乡间行医，求诊者日众。但往事不堪回首，1948年，余获取了中医师资格证书，但仍不准在市区开业诊疗。物价飞涨，家计维艰，一气之下，余到一家私营锯木厂任会计，数月后锯木厂倒闭，又回乡重执医业，直到新中国成立。

新中国成立初，余悬壶于福州市下藤路。1954年，余与名老中医曾益谦等筹组福州市仓山区中医第一联合诊所；1965年，同名老中医林英藩等筹组福州市第一联合医院；同年受聘于福州市人民医院（福州市中医院）任内科中医师，1962年晋升为副主任中医师，1963年被评为福建省名老中医，1973年晋升为主任中医师。在党的中医政策光辉照耀下，中医事业如枯木逢春，余的医学道路也从此步入康庄。

学术思想的形成，多受社会背景影响。民国时期，战事仍频，民多饥馑，故余推崇李东垣、李中梓、郑全望、喻嘉言等温阳学说，认为万物待温养以化生。火者阴阳之正气也，饮食益人，只是一团火气，摩荡升腾，变为水气，上下灌输而已。人身之精、气、津、液、血、脉六者生气之所运也，都从胃始，纳水谷，运神气，故胃气即是生气，一身重之，称为后天之本。在临床上，余重脾胃、扶生气。

天覆地载，人于气交之中，得天地之气以生。天地非阴阳不成其体，阴阳非水火不见其用，体用备而变化无穷。人身之阴阳犹天地之阴阳也，在天地谓之造化，能造无形而化有形；在人不能自造其形，唯变有形而化无形者归生气而已。化源为生机所在，故余在临床上注重气化。

天有六气：阴、阳、风、雨、晦、明。六气不和，灾眚日至，在人遂生六疾：阴淫寒疾、阳淫热疾、风淫末疾、雨淫腹疾、晦淫惑疾、明淫心疾，是人身小天地也。天气之变化，人身亦应之。为医者当明天时、验人事，每能取效。

燮理阴阳，赞襄化育，良相良医，其致一也。观来瞿塘“易图”悟出阴阳有对待、有主宰、有流行，对待者数、主宰者理、流行者气，分析数、理、气，方可调其阴阳，以使阴平阳秘。阴阳在握，则能通权达变。“病在上治诸下”偏头痛之用莘芷六味；“病在下治诸上”阳痿之用参麦逍遥；“塞因塞用”臌胀之用升阳益胃；“通因通用”滞下之用洁古芍药汤等，是有理存焉。

在组方遣药上，余主张选材平淡，味少量轻，每张方药不过九味或十味。轻者气清上浮，易使脾气散津，上腾肺窍，肺气氤氲若雾露之降，薰肤充身泽毛而达病所。味少者，药贵精专，简洁而忌庞杂，少少许胜多多许。选药不在贵贱，而在气味相投，虽平淡之品，亦可建立奇功。

回顾从医生涯，虽未曾脱离临床，但未敢妄言学有建树。20世纪60年代初，余侧重肝炎证治，对初期肝硬化疾病采用养血柔肝、软坚散结治则，方用新订鳖甲解肝煎加减；20世纪60年代末侧重肾病综合征证治，采用滋肾益气、健脾化瘀治则，方用自订苏婵六味地黄丸加生黄芪、益母草加减。对冠状动脉粥样硬化性心脏病（冠心病）、病态窦房结综合征的研究，始于20世纪70年代，以通阳宣痹、活血行瘀为治则，并以为治心之病，不仅振心阳，还要解肝郁、温肝阳，常用桂枝、炙甘草汤加味，临床观察疗效较佳。余忙于应付诊务，未遑著述，诚为憾事耳。

余于1956年12月光荣加入中国共产党。入党后，余以党员标准严格要求自己，奉“为人民服务”为座右铭。长期以来，余每周安排三天门诊、两天查房、一天院外会诊。门诊时经常过午下班。此外，还有省内外来信问病求方者，余都抽空亲笔拟方函复，十年间计复信2400余封。在休息时间常有患者来访，不管熟识与否，均是有求必应。

患者无高低贵贱之分。一次，一位领导请余出诊，余坚持处理完候诊患者才去。有些患者为表谢忱，馈赠礼物，余都一一璧回。古代医家尚提倡医德，我们更应该身体力行，使之发扬光大。

中华人民共和国成立十周年大典，余被邀北京观礼。抚今思昔，感慨万千，决心为振兴中医事业鞠躬尽瘁。

余自1971年起，脱产任福建省“西医学习中医”班专职教员共3年。当时缺乏教材，余就自己动手编写。余编写的《内科学》讲义被福建省卫生厅（现为福建省卫生健康委员会）列为福建省“西学中”班内科学习教材。其后，福建省、福州市各级各类专修班，余均有负担内科部分课程教学任务。30年来，余带教的临床实习生、进修医师和学徒不下百人，他们中不乏卓有成就者。

余少年时代，还对学诗、写字感兴趣，但在诊务忙碌时，不经常搁管了。1985年5月福建省人大系统书画作品展览，促书写“民主与法制”为主题的书法作品。余缀七绝一首并挥笔书之：法制庄严奖罚明，干群恪守不徇情，从兹法制更人治，海晏河清享太平。不期入选展出，并被收藏。《福建公安》曾把福建省人大系统书法作品选登，将拙句刊在封二上。1986年福州市科委为纪念唐山地震十周年征求书法作品，余缀七绝一首以书之：唐山地震十周年，浩劫重提涕潸焉，先兆早详科普语，及时预报策安全。此作品被选巡回展出于福建武夷山、福州市工人文化宫文艺厅。

1986年余欣喜中医事业如沐春风，后继有人，不禁提笔抒怀：

驰骋杏林五十春，恫瘝在抱寿黎民。
功患自有丹青笔，却话平生示后人。

1. 主要论著、论文、报告和报道

（1）《血丝虫乳糜尿中药治验》1959年9月刊登于《福建中医药》。

（2）《运用中医中药治疗87例传染性肝炎的体会》1963年9月刊登于《福建中医药》。

（3）《瘴邪》刊登于《福建中医药》1981年第5期。

（4）《黄土汤加丹皮治疗上消化道出血25例疗效观察》1983年1月刊登于《福州中医》。

（5）《肾病综合征证治》1984年9月刊登于《中医杂志》专题笔谈。

（6）《脉经校释》于1984年12月由人民卫生出版社出版。获福建省卫生厅科技成果奖一等奖，同时荣获中华人民共和国卫生部科技成果奖三等奖。

（7）《动物药的临床应用》1986年4月刊登于《中医杂志》专题笔谈。

（8）《答感冒治法》刊登于《光明中医》1987年第5期。

（9）《中风》刊登于《福建中医药》1988年第5期。

（10）《汗法的临床运用与体会》刊登于《中医杂志》1990年第3期专题笔谈。

（11）《当归四逆加吴茱萸汤治愈缩阴证》等10篇医案收录于1990年7月由北京出版社出版的《中国现代名中医医案精华》。

（12）《同传统观念决裂，积极培养新生力量》刊登于1975年10月的《人民日报》。

（13）《一心为病人，革命"老黄牛"》刊登于《组织工作简报》1981年第8期。

（14）《时刻把病人放在心上》刊登于1981年的《福建日报》。

（15）《他一心为病人》刊登于《福州通讯》1981年第53期。

（16）《甘当革命"老黄牛"》刊登于《福建支部生活》1981年第12期。

（17）《晚霁风光分外红》刊登于《福州晚报》1982年第127期。

（18）《急病人之所急　痛病人之所痛》刊登于《福州卫生》1982年第56期。

（19）《永远发光的"蜡烛"》刊登于《福建卫生报》1983年第66期。

（20）散文《他从乡间大地上走过来》刊登于《福建工人》1984年第8期。

（21）讲稿《让春风重返杏林》收录于1986年《福州市振兴中华演讲·演讲稿选编》第三集。

（22）《杏林耕耘五十载的郑孙谋》刊登于《福州科技报》1986年第十七期"科技精英谱"。

（23）《医术高尚　家风清廉》刊登于1989年《福建日报》。

2. 业医世系图

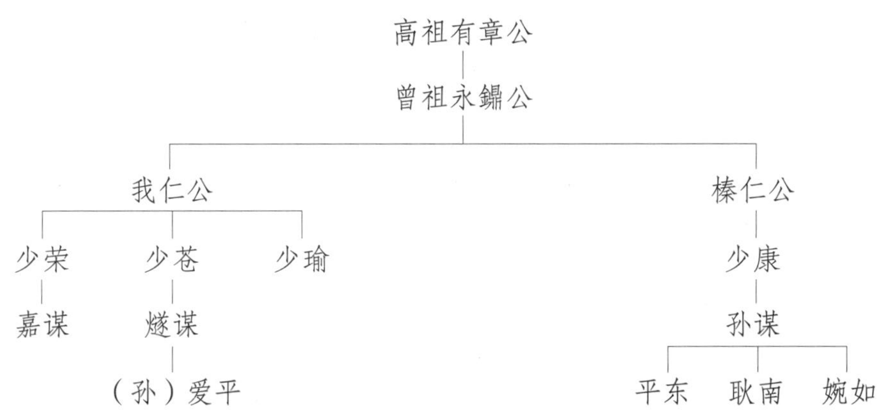

郑孙谋长子平东，教授，博士生导师，主任医师。1964 年毕业于上海中医学院（现为上海中医药大学），师从上海中医学院教授、国家级名老中医张伯臾先生。1982 年国家公派往日本留学，获得日本富山医科药科大学和汉药研究所（现为富山大学）博士学位，并被聘为客座研究员。曾任上海中医学院附属曙光医院党委书记、副院长。

门人：郑维厚，福州市中医院内科医师；

高文忠，福州市中医院内科医师；

李成平，福州市中医院内科主治医师；

林瑞珠，福州市中医院内科主治医师；

陈世环，福州市中医院内科主治医师；

任尔济，福州市中医院内科医师；

郑婉如，福州市中医院内科医师；

江映红，福州市中医院内科医师。

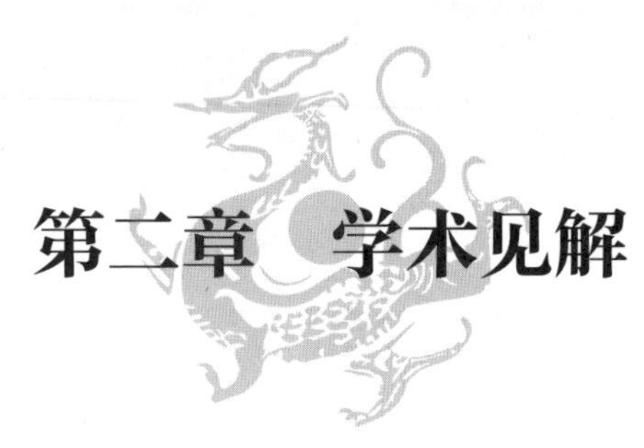

第二章　学术见解

一、重温阳，崇脾胃，扶生气

笔者推崇李东垣、李中梓、郑全望、喻嘉言等温阳学说。万物待温养以化生，火者阴阳之正气也。天覆地载，人于气交之中，得天地之气以生，天地非阴阳不成其体，阴阳非水火不见其用，体用备而变化无穷。人身之阴阳犹天地之阴阳，在天地谓之造化，能造无形而化有形；在人不能自造其形，唯变有形而化无形者归生气而已。化源为生机所在，所以临床应重温阳、重气化。

人身之精、气、津、液、血、脉六者生气之所运也，都从胃始，纳水谷，运神气，洒陈于六腑而气至，和调于五脏而血生。人赖之以生，故胃气即生气，有胃气则生，无胃气则死。李东垣说："凡治杂病，若血受病，亦先调气，次疗诸疾，无损胃气，是其要也。"脾胃为后天之本。人之气机阴阳，全赖脾胃为主，人之天真元气，全在于胃。万物以土为根，胃主中宫灌溉四旁。胃为阳土主受纳，脾为阴土主运化，胃阳赖脾阴以濡之，脾阴借胃阳以煦之，脾胃得健，则真元充足，故临证需注意顾护脾胃、扶持生气。

二、重气化，燮理阴阳，赞襄化育

笔者学术上虽重温阳与气化，但临证亦注重阴阳的平衡。燮理阴阳，赞襄化育，良相良医，其致一也。元代刘因《读药书漫记》："生于其气之中，必有以胜其气。"又受宗洛师教导，提倡"气物相制"学说。观来瞿塘"易图"悟出阴阳有对待、有主宰、有流行。对待者数，主宰者理，流行者气，分析数、理、气方可调其阴阳，以使阴平阳秘。阳化气，阴成形，人处天体中与自然息息相关，天人合一，气血经脉流畅，阴阳在握，则能通权达变。理气而不伤正，化湿而不助热，清热而不碍湿，补虚而不恋邪。

此外，治外感病须参天时、验人事。天有六气"阴、阳、风、雨、晦、明"，六气不和，灾眚日至，在人遂生六疾，是人身小天地，天气之变化，人身亦应之。为医明天时、验人事，每能取效。

三、辨证求精，于细微处见分明

从辨证角度来看，临证不仅要熟悉疾病的一般规律，而且还要熟悉疾病的特殊现象。临证仔细问诊，审查病因，观舌诊脉，缺一不可。可见一脏有疾必累及他脏，脏腑经脉相通是也。治病在于推究病因病情，差之毫厘则失之千里，尤宜审慎从事。

临证应辨证求精，审证求因，善于捕捉疾病之苗头。临床中应细致入微地观察病情，摸索规律，总结出书本上没有记载的辨证手段。如脑出血患者神昏肢厥，反见面赤口臭，脉弦滑者，为继续出血的征兆；若由烦躁不安转为静卧不烦，脉细软无力，此脉证相符者血止，为病情开始好转的趋势。又如瘴疟患者临床表现特征为发热、上热下寒，额上热、鼻尖凉，胸腹热、腰以下不热且冷。

四、用药精灵，立意创新

用药求精，组方轻灵，少少许胜多多许，方圆法柔，以平淡之品建功。在组方遣药上，主张选材平淡，味少量轻，每张方药不过九味或十味。从用药角度看，不仅要掌握药物的一般性能，还要掌握药物配伍后所产生的特殊性能，同时还要熟悉药物的毒性（即副作用）。只有这样，才能做到辨证精，用药准。草木无情之品，应以少胜多，以弱制强，中病即止，以防戕伐正气。遣方用药注重固元气、扶生气。辨证精确，用药得当，配伍得法，即使量轻味少，定能收到四两拨千斤之效。选药不在贵贱，而在气味相投，虽平淡之味，亦可建功，应在组方遣药的“精”字上下足功夫。遣方用药精准轻灵，通权达变，师古而不泥古，一方多用以不变应万变。如丹参饮治疗胃脘痛，加瓜蒌薤白汤治心绞痛；丹参饮加制香附治月经不调、痛经或安胎或祛恶露等，俱收满意疗效。

五、治急重症，运筹帷幄起沉疴

流行性乙型脑炎（乙脑）为夏秋季急性传染病之一。1959 年福建省爆发乙脑，并多见于青少年。发病初期采用北京地区 1958 年治疗乙脑方案，以白虎汤清热解毒，但治疗效果欠佳。笔者遂提出治疗本病应因地制宜，不可墨守成规。流行性乙脑乃戾气袭人，邪之外来与时令、地气关系密切，根据福建省的特殊地理位置及发病的临床表现重新制订治疗方案：①始恶寒后发热，身热不扬，此为阳为湿遏而恶寒，治宜透邪辟秽，利湿清暑，方取福州时方三花三叶汤（紫苏叶、藿香叶、佩兰叶、金银花、白蔻花、厚朴花）加减；②不恶寒但发热，高热持续不退，为湿热炽盛，扰乱神明，出现气营两伤症状，须大寒解毒，方取清瘟败毒散加减。此法多在 20 天内治愈乙脑，收效甚好，并未见后遗症。

医论精选篇

第一章　肺系疾病临证治验

第一节　谈四时感冒

感冒是感受时令之邪或非时之气所引起的常见外感疾病。此虽非重疾，然欲速达，亦非易事，欲取立竿见影之效，须掌握四时致病的特点和用药规律。笔者着墨于此，并附验案以示后学。

感冒初起以鼻塞、流涕、喷嚏、咳嗽、恶寒发热、头痛等为主要表现。因四时主气不同，受邪各异，故其性质亦有差别，如春季多病风寒，夏季多感风热，因而感冒就有风寒、风热、伤湿、伤暑、伤燥之不同。感受风热多先伤肺卫，感受风寒多先犯太阳，感受湿邪多兼损脾胃。此外，感冒发生还与体质有关。素体热盛者，多病风热，阳虚卫弱者，多感风寒；湿盛体丰者，多有挟湿，或暑天多受暑湿（暑必挟湿）；秋季感冒或阴虚消瘦者，多伤燥邪。

无论何种感冒，都有其共同的基本特征，即邪从外来，经肌表皮毛或口鼻侵入人体，阻遏卫阳的输布，出现恶寒、发热、头痛、脉浮紧或浮缓或浮数等症。起病急骤，病位较浅，病情较轻，只要治疗及时妥当，一般消退也快，预后良好，很少传变。但若迁延失治，由于正气渐伤，身体抵抗力下降，合并他邪，而致发变证。福建地处东南，依山傍水，地低潮湿，独特的地理气候，人一经感邪，亦见独特的临床表现，故亦有独特的治疗方法。福州地区前辈有很多经验方，但在临床上无论何季节感冒，笔者均首选自拟方荆防苏蝉银翘汤加减，收效甚佳，当然，临床还应随证用药。

方药组成：荆芥、防风、紫苏叶、秋蝉衣、金银花、连翘、白芷、蚕沙。

一、风寒感冒

风寒感冒是感受风寒邪气所致，可分为伤风和伤寒两大类。风邪引起者曰伤风，寒邪引起者名伤寒，两者虽程度轻重不一，受邪各有所偏，但病位均在皮毛肌表。盖风为阳邪，其性开泄，易伤人体上部，寒为阴邪，其性收敛，多犯太阳寒水之经，故风寒感冒，头面、肺系及太阳经见证较多。临床多见鼻塞声重、流清涕、喷嚏、头痛、恶风，脉缓苔白者，治当疏风散寒，宣肺解表为法。治疗上多采用荆防苏蝉银翘汤、荆防败毒散加减以辛温解表；若舌苔白润，咳痰稀白，可加桂枝、桔梗、杏苏散宣肺散寒。

二、风热感冒

风热感冒是感受风热之邪引起的急性外感疾病，多发于冬春季节。冬春厥阴风木行令，主升发疏泄，人体之阳气亦向上向外发泄，腠理梳松，若再加之人体阴分素亏，内热偏盛，或过度劳累汗出，肺气失于清肃，腠理不能固密，风热邪气乘虚从口鼻吸入而发病。风为阳邪，其性轻扬，侵袭人体多先伤人的上呼吸道，即《黄帝内经》所谓“伤于风者上先受之”。肺位最高，为诸脏之华盖，且鼻为肺窍，故风热感冒多见肺系症状，症见鼻塞流涕，头痛或有发热，咽痛，咳嗽，痰黄稠或带血丝，舌红苔薄黄，脉浮或滑数。因系风热为患故治当辛凉轻剂，以散风清热为原则。当治以疏风宣肺、清热利咽，多采用银翘散合麻杏石甘汤加减以辛凉解表；若发热、咽喉肿痛，加大青叶、马勃、枯黄芩疏风清热。

三、湿邪感冒

湿邪感冒是感受水湿之邪引起的急性外感性疾病。一年四季均可发生，但以春夏季节最为常见。此时空气潮湿，人处于湿气氤氲包围之中，加之此时人体脾胃运化功能呆滞，防护稍有不慎，湿邪便可侵入为患。湿邪伤人，有内外两途，因于外者，居湿涉水，冒雾早行，湿从外受，伤于体表，束于躯壳；中于内者，恣食生冷瓜果，损伤脾胃，湿从内生。湿邪感冒主要是感受外湿，但其发病与内湿也有着密切关系。湿邪重浊黏腻，不易速去，故其病程亦常较风寒、风热感冒略长。

湿邪感冒为湿伤于表，治疗上也宜汗解，但湿性黏腻，不易速去，不可峻剂发汗，孟浪用之，徒伤其表，而湿邪不祛。当用辛香宣透之品，芳化湿浊，宣通腠理，使气机畅达，微微汗出，则湿可尽去。若湿困上焦肌表，头重身困，恶风脉缓，舌苔薄腻，应治以芳香化湿，疏风散邪。药如藿香叶、佩兰叶、苍术、香薷、淡豆豉之类。由于肺主一身之气，通调水道，故常配用宣肺降气之品，如紫苏叶、桔梗、苦杏仁等，使气化则湿化。湿易伤脾，脾能运湿，亦常用燥湿健脾之品，如苍术、砂仁、白豆蔻。若内湿较重，还可加入白茯苓、光泽泻、薏苡仁等淡渗之品，分利湿邪，使湿从小便而去。总之，本证的治疗应着眼于散化外湿，兼以蠲除内湿。若湿困中焦，症见头目沉重，身热不扬，恶寒，周身酸楚或胸痞恶心，腹胀便溏，舌苔滑腻，脉象沉濡，治以辛开其郁、苦降燥湿。多用荆防苏蝉银翘散合藿香正气散加减，燥湿健脾，芳香化浊。

四、暑湿感冒

暑湿感冒是夏月感受暑湿之邪引起的一种外感疾病，多见夏秋之际发生，常以肌表和上焦肺卫为病变中心。病位较浅，病情较轻，传变较少。本病的发生具有明显的季节性，即所谓“先夏至日为病温，后夏至日为病暑”。暑湿感冒临床多见头晕而重，或发热，汗出不扬，胸闷身楚，呕恶泄泻。一般治疗以散寒解表、祛暑化湿为主。可加入三物香薷汤合六和汤加减。若咳加桔梗、苦杏仁，脘痞腹泻用六和汤中去苦杏仁加川黄连、神曲。

由于本病是感受暑邪，暑必挟湿，病在于表，暑宜清泄，湿宜芳化，表宜透散，故其治疗应以清暑化湿疏表为原则。若湿邪重，还可以配入淡渗之品，分利湿邪。又因肺为水之上源，通调水道，湿邪重浊黏滞，最易阻塞气机，气机不畅则水道不通，湿不易去，故在清暑化湿的同时，应适当配伍宣肺理气、健脾利湿之品，倘若兼感寒邪者，当治以辛温疏解、清暑利湿，取荆防苏蝉银翘散合六和汤加减。

第二节　流行性乙型脑炎临证治验

治疗暑温宜参天时、地气而后行。流行性乙型脑炎是夏秋季节急性传染病之一，隶属于祖国医学“暑温”范畴。本病多发于少儿，在成年人间或有之。古人云，“温者热之渐，暑者热之极”“在天为暑，在地为湿”，故病暑必兼湿。尤其在福建，地处江南，地卑湿盛。1959 年 8 月福州远郊乙脑散在流行，福州市卫生局（现为福州市卫生健康委员会）组织中医乙脑治疗小组，进驻福州市传染病医院，笔者是小组成员之一，负责临床。治疗方案先按之前石家庄经验，重用石膏，施治将近 20 天，效果不甚满意。患孩服药后，大便溏泄不止，高热不退，昏迷不醒，且伴有抽搐，因而重新研究治疗方案。分析该年福州气候虽然酷热，但夏雨时行，有湿压热伏之势，即在时令，虽热淫于内，在气候却湿侵于外，热为湿蕴，故临床上始见恶寒，继则但热不寒，头痛、项强、嗜睡、胸闷、呕吐，口干不甚喜饮，舌苔白或黄垢，脉缓或数。笔者思暑湿熏蒸之气袭人，多从口鼻而入，脾开窍于口，戾气袭入，脾胃先受，故有“中气实则病在阳明，中气虚则病在太阴”之说。阳明、太阴两经皆恶湿，湿热内郁，郁甚则少火皆成壮火而表里上下充斥肆逆，故症见身热、头痛、项强，甚则发痉、发厥。治宜芳香化浊，清暑辟秽为先，后则随症缓急为治。

是年 8 至 10 月之间共收治患孩 60 余例，与西药治疗组对照，效果尤佳，后遗症亦少。兹介绍经验如下：

（1）始恶寒后发热，身热不扬。此阳为湿遏而恶寒，治宜透邪辟秽，利湿清暑。方取三花三叶汤加味（福州时方），处方：

藿香叶 3g　　荷叶 9g　　香薷 5g　　白蔻花 3g（后入）

扁豆花 10g　　连翘 10g　　金银花 10g　　鸡苏散 30g（布包）

清水文火煎服，取微汗解肌。

（2）身热而觉洒淅。治宜清气分邪，解暑湿毒。方取甘露消毒丹，处方：

枯黄芩 9g　　滑石 18g　　川贝母 9g　　薄荷 3g（后入）

藿香叶 3g　　射干 9g　　绵茵陈 10g　　白豆蔻 3g（后入）

川木通 9g　　连翘 10g　　石菖蒲 3g（后入）

水煎服。

（3）不恶寒但发热。发病 1 ～ 3 天后，高热持续不退，出现气营症状，由于湿热炽盛，扰乱神明，须大寒解毒。方取清瘟败毒饮，处方：

生石膏 70g（先煎）　　知母 9g　　乌犀角 2g（磨水冲服）

生栀子 9g　　川黄连 6g　　桔梗 9g　　赤芍 9g

生地黄 30g　　枯黄芩 9g　　玄参 9g　　连翘 9g

淡竹叶 18g　　牡丹皮 9g　　甘草 5g

先煮石膏数十沸，后下诸药同煎，犀角磨汁或加紫雪丹 2g 冲服。此方乃苦寒复甘寒法，若舌苔已净，甘寒药用量要重于苦寒药；若舌苔尚厚，则苦寒药用量要重于甘寒药，以苦寒能燥湿，甘寒能生津耳。若犀角缺货时可用大青叶 15g、升麻 1 ～ 2g 代之。

（4）昏迷抽搐。此乃热极生风，风邪窜于手厥阴心包络、足厥阴肝两经，湿热伤营，肝风上逆，血不荣筋而痉。于上方加羚羊角 2g 磨水分冲，蔓荆子 9g、钩藤 5g、女贞子 9g 同煎，另用止痉散 1g 冲服。止痉散：蜈蚣 3 条、全蝎 5 尾，烘干研末备用，或用安宫牛黄丸或六味至宝丹 1 粒匀四次以鼻饲之。

（5）气喘，甚至气短，呼吸困难。此乃热灼心营，气阴大伤，症属危候，速煎生脉散以救治。处方：

西洋参 5g　麦冬 10g　五味子 3g

（6）后遗症期。乙脑恢复期出现肢体强直，角弓反张，腕足下垂，痴呆失语等，此乃病后经脉失养所致。挛缩为拘，弛长为痿，若能抓紧治疗配合针灸按摩还可收效，一般采用滋阴养肝法，选用六味地黄丸（《小儿药证直诀》）或大小定风珠（《温病条辨》）等。

（7）护理：①身大热者，不用冰块降温，只用鲜芭蕉叶洗净后辅地而卧，温水擦浴以散温。②发痉时注意防止舌咬伤。可以用纱布包裹压舌板放于上下臼齿之间，也可用乌梅 3 粒煮烂擦颊车穴。③插鼻饲管以饲药及营养饮食。

本病乃戾气袭人，邪自外来，与时令、地气、天候关系密切，因此，治疗本病应因时因地而宜，不可墨守成规。

第三节 肺癌临证治验

肺癌为常见的恶性肿瘤之一，属于疑难病症，任何恶性肿瘤得之者感活无望，医家亦感棘手，有坐而待毙之势，对广大医务人员来说有愧于心，希望能同心协力找出防治方法延长寿命，造福人类，实亦医务工作者共同的愿望。笔者 5 年来治疗了 5 例晚期肺癌患者，除 1 例年高复发肺炎离世外，其余 4 例生存期均超过 5 年，浅谈点滴体会作初步小结，以资交流。

肺癌在祖国医学文献中早有类似的记载。如《难经·五十六难》曰"肺积曰息贲……久不已，令人洒淅寒热，喘咳、发肺壅……"《黄帝内经·咳论篇》曰"肺咳之状，咳而喘息有音，甚者唾血"，《黄帝内经·玉机真藏论篇》曰"大骨枯槁，大肉陷下，胸中气满，喘息不便，其气动形"等，与中、晚期癌病的症状、体征颇为相似。

肺癌为中医学五积范围中的"肺积"。《难经·五十五难》曰："气之所积名曰积……故积者五脏所生，其始发于常处，其痛不离其部，上下有所终始，左右有所穷处……"由此分析，肺癌乃五脏阴气所积，血行受阻，稽留络脉，宿积而成，乃生赘物。积于肝名曰肥气，积于心名曰伏梁，积于脾名曰痞气，积于肺名曰息贲，积于肾名曰奔豚。李中梓分析："积之为义，日积月累，匪朝伊夕，所以去之亦当有渐，太急则伤正气，正伤则不能运化而邪反固矣。""积之成也，正气不足而后邪气踞之。"并提出分初、中、末三期治法，其要点勿伤正气，实属经验之谈。可知气积血凝是本病整体性病机，而肿瘤所着某一器官乃一种局部表现症状，故临床上还有原发与继发之分，总随气积而转移也。笔者体会癌证其本在气积，其标在肿瘤，治病必求其本，以达扶正祛邪的目的。选方用药宜行气不宜蚀气，宜和血不宜攻血，使有形化无形，贻人寿命，保养天年。

肺为娇脏，主气，司呼吸，主皮毛，若遇戾厉之气、六淫之邪，形寒饮冷皆足伤肺。在肺癌治疗过程中，必遇标邪，即当舍本求末，先治新病，后治旧病，此治慢性病的法则，肺癌亦不例外。5 年来，笔者在治疗晚期肺癌患者时，均采用培土生金法，以甘温调养为本，旨在治肺病以胃药收功。“脾胃为后天之本”，气血生化之源，脾土健运，化源自足，气行而积不攻自走。

在临床观察中，笔者将肺癌分为 3 型治疗：

（1）阴虚痰热型。症见咳嗽，无痰或有泡沫痰，或见咯血，胸痛气促，口干心烦，便秘，舌红苔薄黄，脉细或数。此正气未伤，治以祛邪为主，方用千金苇茎汤加郁甦参（翻白草）、百部、玉竹、生地黄、蜜紫菀、仙鹤草、白头翁、白花蛇舌草以清热解毒，养阴生津，若咯血多者则加干藕节以通窍（藕有七孔）止血。

（2）脾虚痰湿型。症见咳而多痰，气短懒言，胸闷纳呆，神疲乏力，面色㿠白或有水肿，大便溏薄，舌质淡胖苔白腻，脉濡缓或濡滑。肺咳不已则胃受之，治肺应以治胃收功。方用六君子汤为主加生黄芪、薏苡仁、百部、白花蛇舌草以健脾化湿，佐以清肺解毒。

（3）气阴两虚型。症见咳嗽少痰，咳声低弱，或有痰血，神疲短气，面色㿠白，自汗或盗汗，纳少，口干不多饮，舌苔薄白质淡，脉细弱。常选用百合固金汤加生黄芪、西洋参以益气养阴。

目前确诊已属晚期的肺癌患者，临床表现多见脾虚痰湿型及气阴两虚型。此二型均以正气损伤为主，选方用药应顾及脾胃生生之气，勿攻伐太过，多以补气健脾、养阴润肺为主要治疗手段。又由于肺癌有痰气瘀毒互结的病理变化，亦可酌情选用化痰软坚、行气活血的药物，如瓜蒌皮、生牡蛎、夏枯草、牡丹皮、紫草茸、山慈菇等。笔者临床除了应用辨证分型的基本方剂加减化裁外，选择药物时尽可能既考虑到中药的功用，又结合现代药理研究选取具有抗癌活性的药物，做到“一药多用”，如生黄芪、薏苡仁、白头翁、百部、北沙参、仙鹤草、鱼腥草、白花蛇舌草等。中医药治疗肺癌有一定的疗效，虽然瘤体消失或缩小的病案较少，但能减轻痛苦，延长寿命的病案很多，部分病案可得到临床治愈，可以减少肿瘤的复发和转移。有些药物能起到增强人体免疫力的作用，如人参、生黄芪、玉竹、天冬、麦冬等可以扶正，对化疗、放疗后白细胞减少，肺气虚、肺阴虚症状加重的可予益气养阴，特别是长期服用西洋参、生晒参、南沙参、北沙参等可提高免疫功能以延长生命。

典型病案见“医案举隅篇”“肺癌”。

第二章　心脑疾病临证治验

第一节　冠心病临证治验

冠心病是西医的病名，中医学无此病名，可隶属于祖国医学“胸痹”“心悸”“气厥”“厥证”的范畴，主要症状：胸闷，气短，心痛彻背，项背强，脉涩或结代、促、数或迟等。《黄帝内经·灵枢》云“邪在心则病心痛，喜悲时眩仆”。颇类似高血压性心脏病，因精神刺激，突然出现脑血管意外的征象；“真心痛，手足青至节，心痛甚，旦发夕死，夕发旦死”，颇类似心肌梗死的描写，既指出了并发症，也指明了预后的严重性。《金匮要略》云“心痛彻背，背痛彻心”，颇类似心绞痛的描写，指出了间歇发作特点及疼痛的发散性规律。“平人无寒热，短气不足以息者，实也”，又说“胸痹之病，喘息咳唾，胸背痛，短气，寸口脉沉而迟……”平人是指该人无内因虚劳、外因感冒而呈现短气不足以息症状的人，上两句话颇类似对心肌供血不足而引起心绞痛的描写。《张氏医通·心痛篇》云“诊心脉微急为痛，短而数心痛，涩则心痛……”。颇类似对心律不齐而脉为之变的描述。喻嘉言曰“胸痹之证人所通患”，亦符合现代医学所说的中年以上最常见之心脏疾病，可见中医学对冠心病的记载，已有两千多年的历史了。

笔者认为本病乃本虚标实之证。所谓本虚指的是身体正气虚弱，心脾肾功能失调，突出表现为心阳不振或心阳被遏；所谓标实指的是气滞、血瘀、痰饮、寒邪痹阻心络。此类病邪多为身体因虚致实之变，即使为外寒邪气所侵，亦必乘心阳不振时为患。其临床共同症状为胸闷窒塞，胸痛如针刺、如刀割，心悸重者面色苍白，汗出肢冷，呼吸困难。临床对本病多采取分型论治的方法。笔者根据临床多年总结则认为治疗本病若能谨守病机，明辨标本，并根据《黄帝内经》“急则治其标，缓则治其本”的原则，交叉论治，疗效往往优于单纯的分型论治。具体而言：

一、“急则治其标”立温通法以疗心绞痛

现代医学认为：冠心病轻者以心绞痛为突出表现，重者心肌梗死则除剧烈心绞痛外，还常伴有心律失常、心力衰竭、心源性休克等。产生这一系列症状的突出矛盾在于心肌缺血缺氧，而心绞痛又往往使心肌耗氧量增加，从而加剧病情。因此，把改善冠状动脉供血，缓解心绞痛作为治疗冠心病的首要治则。

祖国医学则认为：心为君主之官，神明出焉，最忌受邪。《黄帝内经·灵枢》“厥论”曰：“真心痛，手足青至节，旦发夕死，夕发旦死。”提示了本病的严重性。张仲景《金匮要略·胸痹心痛短气病脉证并治》所立十方均以疗痛为目的，亦说明了治疗本病缓解胸痛是关键。临床观察亦表明，胸痛的程度往往提示病情的轻重，也就是说痛轻则症轻，痛甚则症重，并且由于痛，造成患者肉体与精神上难以承受的痛苦，从而又加重了病情。

综上所述，可以说“胸痛”是冠心病之最急症状，缓解胸痛是治疗冠心病之关键。那么怎样才能缓解胸痛呢？笔者认为，痛之所作，不外“不通”所致，古人云“不通则痛”。本病不通之病机在于气滞、血瘀、痰饮、寒邪羁留血脉，而致使这些病邪羁留的根本在于胸阳不足，或胸阳被遏。考《黄帝内经·素问》“举痛论篇”曰，“寒气入经而稽迟，泣而不行。客于脉外则血少，客于脉中则脉气不通故卒然而痛……得炅则

痛止”。《金匮要略·胸痹心痛短气病脉证并治》亦认为，胸痹之作多责之上焦阳虚，阴寒乘之，当以温通为治。喻嘉言亦曰：“胸中如太空，其阳气所过，如离照当空，旷然无外。设地气一升，则窒塞有加。”以上论述不无道理，从中悟出治疗胸痹当以温阳通痹为首务，再佐理气、活血、解郁、散寒诸法。经过临床多年观察，自拟方“宣痹止痛散”疗效较为满意。

基本方：全瓜蒌、薤白、清半夏、檀香（或降香代）、丹参、当归尾、川芎，文火水煎取汁，加白酒 20mL 入药调服，不饮酒者以 2mL 白酒为引饵即可。临床上加酒者效佳，不加酒者效稍差，屡验屡效。

方解：以全瓜蒌、薤白、清半夏、白酒通阳宽胸，行气止痛，消痰散结；丹参、檀香调气化瘀；川芎、当归尾旨在养血活血以增强活血祛瘀之力，而共奏温通之功。

加减：若心肌梗死，心痛甚，面色苍白，肢冷汗出，脉细涩者，此阳虚寒盛之候，恐上药不足以制寒，可加熟附子以温阳，加生牡蛎以敛汗；若见神疲乏力，呵欠频频，口干不欲饮者，此气阴两虚之候，可加入人参或潞党参、麦冬、生地黄以益气固阴；气短不足以息者，为肾不纳气，可加紫石英；伴脘腹胀满，欲吐者，属胃气不和，胃络通心故耳，可加紫苏梗以调气；心律紊乱，脉来不匀，乃心阳不足，无力运血，可加桂枝、甘草，辛甘化阳以益心阳。

笔者临床所见之胸痹痛证，以阳虚偏寒者居多，阴虚者为少，然无论哪一证型，凡见胸闷憋气，心前区隐痛或绞痛，喜叹息，均可使用本方。或问曰：温散通瘀之品多能耗血伤津，阴血虚者用之，岂不违“毋虚虚”之戒？笔者认为若能明辨标本缓急则不足以为患耳，使用本法仅是权宜之计。盖痹者，闭塞不通，瘀滞之邪，非温不通，非辛不散。古人云“有病则病当之”“急则治其标”，一旦心痛缓解，治转求本，何患之有？何况本方尚可加减以制之。倘若其人的确阴血虚甚不耐温通，可于方中稍加养血滋阴之品以固其本，但不宜多用，因此类药物性多黏腻而削温通之力耳。

二、“缓则治其本”立益气助阳，佐以通瘀之法以图根治

冠心病乃六滞之病，非一朝一夕所能根除。心痛一旦缓解，仅仅提示病情好转而已。若不加紧治疗而掉以轻心，则心绞痛可随时复作。心为君主之官，在五行属火，其主要功能是“心主血脉”。而心气、心阳则是血脉运行的动力，心阳不足则血运无力，脉道凝滞而不行。脾主运化，脾虚则水湿不化聚而生痰；肾主水，水液的代谢要靠肾阳蒸腾气化，肾气虚，蒸化失常，则可聚水生寒为患。总而言之，导致气滞、血瘀、痰饮、寒邪羁留之根本在于身体阳气不足，法当温补阳气以图根治。然瘀浊已成，单纯益气助阳不能通瘀，单纯通瘀则阳气愈亏，只有益气助阳，佐以通瘀方为全法。通瘀者，或活血化瘀，或豁痰行瘀，或散寒通瘀。临证因人而异，可选择为辅佐之法，常用方药有：

（1）炙甘草汤加减。于炙甘草汤中去阿胶之黏腻，加丹参取其活血之中补心血，本方历来被认为是益气滋阴之方，其实不然。方中以炙甘草为君，甘温而益气；桂枝为臣，辛甘化阳，实为补益心阳之方，至于方中阴药，可理解为阴中求阳。仲景此方之意亦与金匮要略肾气丸之意相同耳。若心阳虚，脉细结代明显者，首选本方。

（2）十味温胆汤加味。本方即温胆汤加潞党参、漂白术、郁金、远志、丹参组成。功能益气健脾、化痰通瘀，脾虚痰多者首选本方。

（3）血府逐瘀汤。本方重在活血化瘀。气滞者，气多而血少。补其气则气愈滞，故气滞不必加用参、术之类，方中加桂枝、炙甘草益心阳足矣。

（4）桂枝葛根汤加减。由外感诱发心绞痛发作者，多兼有项背强、肢体痛等症状，可合本方加减治疗。

使用以上诸方，还可根据临床表现进行加减，无需一成不变。须知人体乃阴阳二气聚而成形，阴根于阳，阳根于阴。阴阳互生亦可互损，只不过虚损有所侧重而已。因此，治虚切不可偏执一方。此外，由于男女禀赋不同，男子少阴用事，阳虚为多，女子厥阴用事，血虚为多，用药时若能加以考虑，则更可提高疗效。

典型病案见“病案举隅篇”“胸痹”。

第二节　病毒性心肌炎临证治验

病毒性心肌炎近年来有上升趋势，多见于青壮年，根据主症不同分属中医“心悸”“怔忡”“虚劳”等范畴，因病因、治疗较为不同，故将其单独列出以方便理解。

临床中笔者根据症状表现将其分为 3 个证型：

（1）热毒攻心型。症见发热、咽痛、口干喜饮、心中悸动、胸痛、心烦寐欠，大便干结，舌质红苔白、脉弦滑结代，治以清热解毒，通络养心。处方：板蓝根 15g、玄参 9g、麦冬 15g、马勃 9g、全瓜蒌 18g、枯黄芩 6g、生栀子 9g、活芦根 24g、赤芍 9g、白芍 9g。每日 1 剂。

（2）水气凌心型。症见动则气短，心中空虚惕惕而动，胸闷，头晕，面色无华，肢体不温，乏力，舌质暗红，苔白腻，脉沉细数或结代。治以温阳益气，强心利水。处方：生黄芪 24g、潞党参 18g、麦冬 12g、五味子 3g、熟附子 6g、当归 9g、桂枝 5g、车前子 9g（布包）、光泽泻 9g。每日 1 剂。

（3）气阴两虚型。症见心悸怔忡，胸中憋闷，身倦乏力，咽干，口干不喜饮水，或见五心烦热，舌质淡红苔白，脉细滑或结代。治以益气养阴，宁心安神。处方：生黄芪 24g、太子参 15g、麦冬 15g、五味子 3g、生地黄 9g、熟地黄 9g、桂枝 5g、炙甘草 6g、杭白芍 9g、板蓝根 12g。每日 1 剂。阴虚有热加北沙参 12g、玉竹 12g 以养阴清热。

典型病案见“病案举隅篇”“心悸”。

第三节　高血压临证治验

高血压病为临床常见病之一，尤以中老年人为多见。近年因生活水平逐渐提高，生活节奏加快，工作压力增大，饮食起居不规律，青壮年亦有出现高血压病。或因气候变化，骤寒降温；或因情绪波动等都是诱发高血压病的因素。其主要症状多为头晕目眩，头痛脑涨，或烦躁易怒，面红耳赤，便秘溲赤，或少寐多梦，或健忘失眠，心悸不宁等。根据临床表现，可归纳于祖国医学的“眩晕”“头痛”等范畴。笔者认为高血压病位在心、肝、脑、肾，病因（病理产物）为火、气、痰（湿）、瘀。临床上早期高血压病因较为单一，可为肝火上炎、阴虚阳亢、阳亢风动等，中晚期则错综复杂，虚实相间。笔者在长期的临床观察中将其分为肝阳上亢、痰湿痹阻、气滞血瘀、肝肾阴虚 4 个证型，每将平肝潜阳、祛痰利湿、活血祛瘀、降气利尿等法临床对症施治，皆取得较满意效果。治疗上根据症状、舌脉、个人体质、饮食等因素，常采用以下方法。

一、肝阳上亢型

症见头痛，眩晕，面赤，口苦，烦躁易怒，少寐多梦，便秘尿赤，舌红苔黄，脉象弦数。治以平肝潜阳。处方：自订石决龙牡汤加味，石决明 18 ～ 24g（先煎）、生牡蛎 18 ～ 24g（先煎）、生龙骨 18 ～ 24g（先煎）、丹参 9g、怀牛膝 9g、杭白芍 9g、钩藤 6g。方中用介类之石决明、生龙骨、生牡蛎平肝潜阳为主药；钩藤、杭白芍平肝熄风为辅药；丹参活血通瘀、怀牛膝引药下行为佐使。如舌苔黄厚，脉数有力加枯黄芩；头晕头痛可加菊花、天麻；不寐加夜交藤或珍珠母；便秘用全瓜蒌润肠通便，或用车前草、豨莶草清热利水以降压。

二、痰湿痹阻型

症见眩晕、头重，兼见形体肥胖，胸脘满闷，或见呕恶痰涎，纳呆食少，肢体麻木，舌苔厚腻，脉滑。治宜祛痰化湿。处方：石决龙牡汤合半夏天麻白术汤加减，清半夏 6g、天麻 9g、漂白术 5g、生龙骨 18g（先煎）、生牡蛎 18g（先煎），猪苓 9g、茯苓 9g。方中以清半夏、天麻、漂白术健脾化痰、开清窍止眩晕为主药，加生龙、牡平肝潜阳，猪、茯苓淡渗利湿为辅。若头痛头晕，心悸，颈项不舒，或肢体酸麻，可合清上蠲痛汤(《寿世保元》) 加减，取羌活 3g、独活 3g、蔓荆子 9g、桑枝 12g、葛根 9g 以祛湿止痛，加丹参 9g、怀牛膝 9g 活血祛瘀引药下行。

三、气滞血瘀型

症见眩晕，头痛如刺，痛有定处，兼见面色灰暗，口唇青紫，肌肤甲错，舌质紫暗而有瘀点，脉象弦涩。法当行气化瘀。处方：石决龙牡汤加味，石决明 18g（先煎）、生龙骨 18g（先煎）、生牡蛎 18g（先煎）、豨莶草 12g、地龙干 9g、桃仁 3g（杵）、生地黄 9g、丹参 9g、怀牛膝 9g、赤芍 9g、白芍 9g。方中石决明、生龙骨、生牡蛎平肝潜阳，加豨莶草、生地黄凉血降气，取“气有余、便是火”“宜降气不宜降火”之意，气降则火自宁。丹参、桃仁、赤芍活血化瘀，瘀血化则新血生，再加杭白芍、地龙干通络平肝，对肌肤甲错、舌暗瘀斑者行之有效；若头痛如刺，还可加直僵蚕，配合地龙干祛风入络以通瘀止痛；怀牛膝引药下行，气降则血亦随之而降。全方配伍共奏平肝潜阳、凉血活血、行气通瘀之效。

四、阴虚阳亢型

症见眩晕，五心烦热，午后潮热兼见目干耳鸣、腰膝酸软，或见遗精、早泄，小便淋漓，舌红苔薄，脉细弦数。法当滋阴潜阳。处方：石决龙牡汤平肝潜阳，加女贞子9g、墨旱莲12g滋肾养肝为主药，眩晕盛者加天麻9g、钩藤5g，便秘、不寐加柏子仁9g为辅。

高血压临床上阴虚阳亢者固属多见，但亦有气虚者不可不防。如见有气虚之症状，可加太子参、生黄芪；若舌光无苔为阳亢伤阴之象，可加麦冬、生地黄；若腰膝酸软、形寒怕冷、乏力为肾阳虚损，可加黄精、仙茅或金匮肾气丸加减。

典型病案见“病案举隅篇”“眩晕”。

第四节 中风临证治验

“中风”乃危急重症，临床极为常见。通常根据其表现有无卒然昏仆而分为中经络、中脏腑两大类。中经络者病势相对较轻，中脏腑者病势危重。若处理得当，中脏腑者可转为中经络，病情由重转轻；若处理不当，中经络者亦可转为中脏腑，病情加重，甚至死亡。因此，中风病辨证论治尤为重要。以下浅谈治疗中风病时应注意的几个问题。

一、辨证方面

（一）辨风自何来

从辨证角度而言，中脏腑者病虽危重，然闭、脱二证差别大，易于鉴别，用药相对有的放矢；而中经络者，临床概念比较模糊，因此，治疗常有失误之处。笔者每见对中风患者妄投疏风解表药辄无不感慨，因此，提出中经络者当辨风自何来。风有内生、外来之别，治有柔熄、疏解之分，二者截然不同。今教科书将中经络者分为络脉空虚，风邪入中及肝肾阴虚，风阳上亢两型。但两型又都以口眼㖞斜，言语不利，半身不遂为主症，以致初学者难以识别。实际上两型从病因、病位、治疗方面都大相径庭。前者为外风所伤，病位在络，以单纯口眼㖞斜，言语不利为突出表现，除少数患者伴有肢体麻痹外，极少见有半身不遂者。治宜疏风化痰，可予牵正散加味；后者为内风所扰，发病每与情志有关，多发于禀赋阴虚阳亢，或脾虚痰盛之体，病变在经，口眼㖞斜与半身不遂同时出现，偏瘫症状呈进行性加重，生活不能自理，一般不兼外感表证。治宜调整阴阳，平熄内风，通常予地黄饮子、金匮肾气丸等加减。

（二）辨血瘀与血溢

中风口眼㖞斜、半身不遂之原因有二：一是气血痰瘀流窜经脉，血脉为之痹阻；二是风火相煽，气逆血菀，络破血溢。前者治以活血通瘀为主，后者以凉血止血为治。但是，无论是血瘀，还是血溢，在早期临床症状大致相似，所以给辨证治疗带来了困难。众所周知，血瘀当通，血溢宜塞。若血溢治以通瘀则危在旦夕；若血瘀治以塞流则脉道更加不利，从而加重病情。因此，中风病辨别血瘀与血溢尤为重要。

据笔者多年临床经验，提出以下几个方面的鉴别意见：

（1）观烦静与否。烦属阳，静属阴。一般而言，素体脾虚痰湿偏盛者，血瘀为多。何也？一则脾虚则气血虚少，无力推动血行以致瘀血内生；二则脾虚则痰盛，流注经脉，脉道凝滞，瘀血内生。脾虚则少气懒言，表情淡漠，面白唇暗，所以血瘀者多表现为静而不烦。素为火热之体，肝阳偏亢者，则血溢者为多。盖情志不遂，气郁化火，火动风升，肝阳暴涨，火性急迫，迫血妄行，乃致血溢于脉外。因此，血溢者多表现为颜面潮红，呼吸气粗，躁动不安。

（2）候脉象。血瘀者脉涩迟，血溢者脉大数且弦但重按无力。

（三）辨发热

中风后出现发热者要细心审辨发热的性质，尤其应注意血瘀发热与外感发热的鉴别，切不可见有发热即断为兼挟外感。一般而言，外感发热兼有恶寒的表现，对昏迷、不能言语者，可通过观察其皮肤毛孔是否耸立以判断有无恶寒；瘀血发热者，既无恶风寒，亦无内热熏蒸，多为低热；出血发热者，多为高热，躯干部位温度虽然很高，但肢体温度常不对称。

二、治疗方面

中风治疗方法众多，闭证当开，脱证宜固。外风治以疏风和营，内风治以柔肝熄风等，不再赘述。在此仅强调以下几个问题。

（一）活血药的使用

有人认为中风系脑梗死或脑出血所致，为改善血液循环，促进瘀血吸收，喜重用活血药，而忽视了中医辨证。殊不知，欲速则不达。活血化瘀药物虽然对促进患侧肢体功能的恢复疗效不错，但中风患者本为阴血偏衰，而活血化瘀之品性多温燥，具有耗血动血之弊。若能合理配伍，则去弊取利，益于病情；若不求配伍，一味攻伐，则可导致脑梗死者转为脑出血。笔者有一友人，年将七旬，患中风，口眼㖞斜，语言謇涩，半身不遂。住入某市级医院，经采用活血化瘀方法治疗后，病情逐日好转，能言语，肢力有所恢复。然而，两周后却在一日之间突然变证，转而昏迷，不省人事，呼之不应，抽出带血性胃液，经抢救无以回天。分析死因为脑出血致脑疝形成。此案引笔者深思，脑梗死转为脑出血，除与患者的精神情绪波动有关外，还应考虑与过量使用活血化瘀药有关。中风患者多为老年人，阴阳偏衰，调摄气血之功能低下，过用耗血动血之品，极易导致出血（此观点与血液流变学检测结果所提示的治疗方法一致）。因此，中风患者使用活血化瘀药宜适量，尤其当病情好转时，要调整活血药物在处方中的比例，还应考虑到活血化瘀法乃予治标，只可作为辅佐之法。临床常用活血药物有桃仁、红花、丹参、田三七等。病始发，处方中可加上药 3 ～ 4 味，一周后可递减活血药至 1 ～ 2 味以巩固疗效即可。

（二）注重调整阴阳

当中风“闭”“脱”急症缓解后，应注重调整阴阳。中风乃本虚标实之证，上实为下虚所致，调整阴阳尤为重要。盖阴阳既为互根关系，阴阳亦必互损耳。因此，笔者临床多采用阴阳双补法，或偏于补阳，或偏于补阴，因人略有侧重，再根据不同兼证佐以通络、行瘀、祛痰等法。常用方药有地黄饮子、十全大补丸、金匮肾气丸、参附龙牡汤等。地黄饮子为阴阳两固之方，除具有温补下元、摄纳浮阳、交通心肾之功外，还有开诸窍、祛浊阴之功，临床极为常用。对于内风所致半身不遂、言语不利、阴阳两虚者，首选本方。十全大补汤乃双补气血之方，补中有通，对于脾胃虚弱，气血不调者，首选本方。金匮肾气丸乃兼补水火、协调阴阳之方，然其方中温肾药少于滋肾药，意在阴中求阳，与地黄饮子相比，其补力稍逊，且无开窍化痰之功，但有引火归原之能。虚阳浮越者，可选本方，但使用时还应注重适当配伍。参附龙牡汤益气回阳，扶正固脱，用于中风脱证，汗出肢厥，气低息微者，方中人参以高丽参最佳，红参次之。

（三）驱风药的使用

外风邪中经络导致口眼㖞斜、言语不利者，笔者每选牵正散加减，常用药有全蝎、白附子、制南星、直僵蚕、秋蝉衣、蜈蚣，外用生姜去皮涂擦患侧面颊；内风者，则在调整阴阳的基础上，加用石决明、生龙骨、生牡蛎、地龙干。

（四）通腑药物的使用

中风者如有便秘，可兼用通腑泻下法。但年迈体弱者，应考虑到便秘多为气虚，或津亏血少，无水行舟所致，不可纯用下法，只宜在辨证基础上酌加通腑之品，如用少量生大黄，取其既可攻下，又可通瘀之效，有时再加淡苁蓉温肾增强润肠通腑之力。

典型病案见“医案举隅篇”“中风”。

第五节　癫狂临证治验

癫为颠倒错乱，狂为狂妄躁扰。癫证以精神抑郁，表情淡漠，沉默痴呆，语无伦次，静而少动为特征；狂证以精神亢奋，狂躁刚暴，喧扰不宁，毁物打骂，动而多怒为特征。因二者同属精神失常的疾病，且可互相转化，故常癫狂并称。

癫狂的发生，总的是由于阴阳的偏胜偏衰所导致，即重阳者狂，重阴者癫。此病证的病因病机多与七情内伤有关，进而产生气滞、血瘀、痰结、火郁等。狂者情志以兴奋为主，狂言骂詈，登高而歌，弃衣而走，毁物伤人或语无伦次，甚则自杀；癫者以抑郁为主，神明内闭，恍惚不宁或暗自悲泣，面壁不语，惊恐避人。笔者亦认为其为神志抑郁，七情内伤，痰气内郁上扰清窍，或气血凝滞使脑气与脏腑之气不相顺接所致，但阴阳失调又为本病的主要病机。由于气、痰、火、瘀造成阴阳的偏颇，使阴阳平衡失调，不能相互维系，阴虚于下，阳亢于上，心神被扰，神明逆乱而为病。其辨证要领须注重神气、情志及体态的表现。若为狂证，属阳，为痰火扰心之象；若为癫证，属阴，为痰迷心窍之象。癫狂属实者治以理气开郁，祛痰清火；属虚者以养心安神，健脾益气。但临床应注重权变。狂者，痰火上扰，舌苔黄厚腻浊，为痰火壅盛之征，除以生铁落饮为主方治疗外，可同用礞石滚痰丸泻火逐痰，再用安宫牛黄丸清心开窍；若脉弦实肝胆火盛者，可用当归龙荟丸泻肝清火。癫者，以痰气郁结为主，神志迷惘，表情呆滞，为痰迷心窍，宜豁痰宣窍，理气散结。先用苏合香丸芳香开窍，合温胆汤行气化痰；痰热交蒸，上扰心神，宜清热化痰，用温胆汤合白金丸；神志昏乱用至宝丹清心开窍；若心脾两虚，悲伤欲哭，精神恍惚，用养心汤合甘麦大枣汤加减治疗。

典型病案见“医案举隅篇”“癫狂”。

第六节　辛芷六味汤治偏头痛

辛芷六味汤由古方衍化而得。适用于肝肾阴虚，肝阳上亢所致之头痛（类似血管神经性偏头痛），阳虚及外感头痛者忌服。临床多见于单侧颞部头痛，或左，或右，恒在一侧，可延及眉梢骨或前额、巅顶，甚则扩展至半边头痛，痛可呈跳痛、钻痛、刺痛、胀痛，持续时间较长，反复发作，经久不愈；或伴头晕眼花，甚则恶心呕吐，偏盲，心烦易怒，夜寐烦躁，口干多饮，耳如蝉鸣，腰酸便秘。女性患者每于月经前后期头痛症状加重。明代周慎斋曾用六味地黄汤加白芷、北细辛治一女"噎鲠"，立意病在于上取之于下，深受启迪。思本证之头痛，乃下虚上实之证，肝肾阴虚，精华之血不能朝会于高巅，阴虚生热，浮火上炎，扰乱清空，诸痛乃生。仿周慎斋治"噎鲠"之意，取六味地黄汤下滋肝肾之阴以固本，加北细辛、白芷旨在风药属阳，味轻而升，且镇痛力强。盖高巅之上，唯风药可达，取诸药先行于高巅之上，复加珍珠母镇坠于下焦，使肝肾之气归原，配以怀牛膝下行，共奏滋水涵木之功。真阴充沛，髓海盈实，阴平阳秘，头痛自除。此即《黄帝内经·素问》"病在上，治诸下"的治则，亦即"壮水之主以制阳光"之意耳。

或问：方中辛、芷乃大辛发散之品，为血虚、阴虚者所禁。笔者认为药虽有其禁忌，但配伍得当，化弊为利，往往竟获良效。本方于六味汤中加入北细辛不过2g，白芷仅重3g，"味之薄者，阴中之阳，自地升天者也"。性虽辛温香窜，然有六味足以制之，且其辛散之性又有助于脾胃对六味汤中滋腻之品吸收，故无可惧也。

典型病案见"医案举隅篇""偏头痛"。

第三章　脾胃和肝胆系疾病临证治验

第一节　胃炎、胃溃疡临证治验

现代医学所谓急、慢性胃炎，胃溃疡病，主要病因为饮食不节，恼怒忧思，导致肝气郁滞，气机不畅，胃失和降，湿浊内生。临床多表现为中脘闷痛饥饱，嗳腐泛酸，嘈杂胀满，痛引胸背，得食缓解，或食后灼热感。X线检查多见胃溃疡、十二指肠球部溃疡，内窥镜检查为胃炎或伴有糜烂。笔者治是证，采用家传经验，实证取《金匮要略》中瓜蒌薤白汤与《医宗金鉴》中丹参饮两方化裁而成，方中薤白汤以通阴阳，丹参饮以调气血，两方加减组成，具有宣阳散结、理气疏肝、通瘀止痛的功用，虚证再酌情加入四君子汤健脾化气，疗效较佳。处方：

薤白 10g　　全瓜蒌 20g　　清半夏 5g　　丹参 10g

杭白芍 6g　　砂仁 3g（捣碎）　　当归尾 5g　　川楝子 10g

炊木香 3g（后入）。

方中薤白味苦辛温，入肺、大肠经，宣痹散结，滑利而通阳；全瓜蒌气味苦寒，入肺经，涤黏腻之结气，导痰浊下行，治结胸，润下以通阴；清半夏气味辛平，入肺、心、大肠经，性辛而能润，止呕吐，除痰，益脾胃之气以通阴阳；丹参气味苦寒，入心与包络血分，破宿血，生新血，祛瘥止痛；白芍味苦平，入肝脾血分，和血调中，既能和中泻木以益脾，又能行血中之滞以散邪；砂仁气味辛温涩，入脾、胃、肾经，治脾胃之气结滞不散，心腹痛，下气消食，其性属土，故能醒脾调胃，引诸药归丹田；当归气味苦温，可升可降，入心、脾、肝经血分，温中止痛；炆木香气味辛温，入小肠经，调气散滞，行气止痛，呕吐反胃，中气不运用之，乃脾胃喜其芳香也；川楝子味苦，入心、肝、肾经，治心腹热痛。凡胃脘痛者其证阴中有阳，滋其阴不得不退其阳。诸药合伍，乃苦辛合化，辛开苦降，有升降阴阳、调和气血，达到“通则不痛”之效。

临床加减：溃疡合并胃炎，痛无定时，遇冷加剧，肠鸣便溏者加羊肚枣 3g、肉桂 0.6g，以温阳散寒、消食止痛；胃脘灼热胀痛，嘈杂泛酸者加乌贼骨 9g，或吴茱萸 3g、川黄连 3g，以佐金制木、和胃止痛；胀甚酸少者加焦山楂 6g、川厚朴 4.5g，以行气健胃；痛甚者加醋延胡 5g，以通瘀止痛。

典型病案见“医案举隅篇”“胃脘痛”。

第二节　升清降浊、柔肝软坚法治疗肝硬化腹水

肝硬化腹水隶属祖国医学“臌胀”“积聚”的范畴。临床表现为腹部胀满，纳呆厌食，时有恶寒烘热，小便短涩，面色多呈黝晦，唇暗，舌紫边有瘀点，腹部青筋毕露，皮肤褐色或有红缕（蜘蛛痣），瘀斑，手有赤痕（肝掌），擤鼻则鼻衄，刷牙则齿衄，甚则呕血、便血等一系列血郁证候。一般认为，本病肝、脾、肾受病，以气滞、血瘀、水蓄为病变特征，属本虚标实之证。前人多采用标本同治、攻补兼施、攻攻补补 3 个原则，恒以疏肝理气、健脾益肾、活血行水诸法。

本病之所以会产生气滞、血瘀、水蓄的病理变化，一责之于脏腑不和，气机阻滞，瘀血内生；二责之于水谷精微不得转输，而化生湿浊，聚水为患。《易·系辞》曰“万物出乎震”。震，东方也。一阳初升，生发之气始萌，在人身应之于肝。肝主疏泄，性喜条达，七情抑郁，肝气不舒，致令脏腑不和。气机阻滞，脉络受阻，血行不畅，气血瘀滞，遂生积聚。脾属土，土寄旺于四季，具坤静之德，而有乾健之运。《易·系辞》曰：“坤也者，地也，万物皆致养焉。”故土生万物，万物归土。在人体，胃纳脾运，升清降浊，以传化生，滋养一身。酒食不节，损伤脾胃，胃不能纳而谷气衰少，则清无升而浊无降矣，清浊相溷，聚积于中，遂成腹胀。肝与脾皆体阴而用阳，阴主血，阳主气，血中气滞，郁而成热，热复耗营，气郁不宣。瘀血与湿浊相互搏结，病延日久，肝脾益虚；肾为胃关，进而累及肾脏，肾阳不足，脾土无以温煦；肾阴亏损，肝木亦失滋荣，促使肝脾日惫，虚者愈虚；且肾司二便，膀胱气化不行，聚水为患，故实者愈实，病情日趋严重。综上所述，本病关乎肝、脾、肾三脏，然以肝、脾二脏功能失调最为关键。

或问：本病既属本虚标实之证，抑先攻后补，或先补后攻欤？根据笔者多年实践体会，本病之虚可谓正气虚极；本病之实，则非外来之邪气，实乃精微物质不能转化，变生病理产物，由虚致实耳。一味攻伐则正气愈虚，一味补虚则已成瘀滞难以消除，故当以补虚为主，攻邪为辅，逐步而来。

李东垣《脾胃论》曰："阳气衰弱，不能生发，不当于五脏中用药法治之，当从'脏器法时论'中升降浮沉补泻法用药耳。"结合肝脾的生理特点，"脾气宜升则健""胃气宜降则和""肝主疏泄，宜柔润"以及《黄帝内经·素问》"至真要大论篇""塞因塞用"的治则，并汲取前人的治验，笔者治是病，先采用升清降浊、健脾益气之法，以化否为泰，俾精微得以转输而杜绝腹水之根，再配合养血柔肝、软坚散结法以消瘀积，收效颇佳。具体而言：

（1）针对蓄水，立升清降浊，健脾助运之法。本病患者所苦莫过于腹胀如鼓。既然臌胀之作，源于精微不得转输，清浊相溷，则分清泌浊，当为治法之首务。取升麻入阳明，其性主升，可助脾气升清，再佐以光泽泻补脾利前阴以降浊。然一生一降必赖脾胃健运功能为枢，故以潞党参、漂白术、白茯苓以振脾阳，使精微得以转输，达到水消胀减的目的。但本病既久难求速效，切勿操之过急，水到自然渠成。此即"治水者，若行其无事也"。

（2）针对气滞血瘀，立柔肝软坚法。气滞血瘀乃本病另一主要矛盾。本病虽始于肝郁气滞，然"肝体阴而用阳"，忌刚宜柔。肝体受损，阴血已亏，只宜柔肝养血，软坚散结，切忌疏肝攻伐之品。取当归、杭白芍、生地黄、熟地黄养血柔肝，柔而不滞；取鳖甲、生牡蛎、穿山甲、地鳖虫搜逐络瘀。首选鳖甲之咸寒软坚，使血郁硬化之肝体转为柔润，生牡蛎、穿山甲、地鳖虫皆为鳖甲之助，以缓和肝脏急迫之苦。

升清降浊法与柔肝软坚法，在使用过程中，并非决然分开，二者当相辅相成。因为本病肝脾俱虚，只是在不同阶段所表现的症状有所侧重而已。一般而言，腹水胀满，当以升清降浊、健脾助运为主，柔肝软坚为辅；腹水消后，还当辨别其舌苔，苔浊者提示脾气未升，输运未健，仍宜升清降浊、健脾益气，不宜骤转柔肝；苔净者，提示湿浊已化，肝体失用，可以柔肝软坚为主，佐以健脾升清。

本病在治疗过程中，需注意以下几点：

（1）切不可见腹水不消而妄行攻下、峻下。《千金方》曰“去水即去其气血也”。喻嘉言亦曰：治臌胀“以治水诸法施之，百无一愈者”。笔者认为，峻下其水，不但伐其生生之气，且消其阴血耳。笔者年轻时治是病，曾有教训。见患者苦于腹水，为急除其苦，率尔采取渗湿利水法，结果愈利小便愈不利。有的用峻下逐水法，初觉水样便泻后腹胀减轻，腹围亦缩小，然翌日腹胀如鼓，又攻之，泻下水样便就不如初次量多，再攻之，则似药石无灵，仅泻下一点状如泡沫。亦见人用放水法治疗，殊不知放水后不到两天腹水更多，腹围更大，而且所放出腹水腥如蛋清。考《千金方》记载：“而今有专门治肿胀者，用铜管子从脐下刺入，出水如射，顷刻盈缶，腹胀即消。以此水露一夜，明晨视之，浮面者是清水，中央者是淡血，沉底者是脂膏。盖病者清浊不分，气血皆变为水，决而出之，去水即去其气血也。虽一时暂快，或半月，或一月，肿胀仍作。再针之亦死，不针之亦死矣。”

（2）精神舒畅与否，对本病的治疗影响颇大。要给患者精神上的安慰和鼓励，从而树立战胜病魔的信心。

（3）本病还可配合食疗。取鳖肉炖食，既可滋阴又可柔肝软坚；取鲫鱼加蒜管炖食，既可健脾，又可消肿。此外宜多吃酸性水果，因酸入肝可助柔肝。宜少吃盐。

（4）若腹水呈血性，此为坏症，多为难治（据外文报道，血性腹水从肝硬化转为肝癌者占 80%）。

典型病案见“医案举隅篇”“臌胀”。

第三节　黄疸临证治验

一、概述

胆囊炎、胆石症应属黄疸病的范畴。祖国医学虽无此病名，但考历代医家对本病记载亦不少。《黄帝内经·素问》“缪刺论篇”：“邪客于足少阳之络……不得息，少阳病胆，其经络分布胸中，贯膈络肝，其直者从缺盆下腋循胸过季肋。”《黄帝内经·灵枢》“经脉”：“是动(指足少阳病变)则病口苦，善太息，心胁痛不能转侧。”又在《胀论》中说：“胆胀者，胁下痛胀，口中苦，善太息。”《伤寒论》：“少阳之为病，口苦咽干目眩也。”“往来寒热，胸胁苦满，默默不欲食，心烦喜呕。”“阳明病，胃家实是也。”“阳明病发热……但头汗出，身无汗，齐颈而还，小便不利，渴饮水浆者，此瘀热在里，身必发黄。”《景岳全书》指出：“胁痛之病，本属肝胆二经，以二经之脉皆循胁肋故也。”巢氏认为：在胁下痛满的同时出现黄疸，称为癖黄。这都指出了黄疸胁下痛、太息、口苦、纳呆、寒热往来为足少阳经病的主症。笔者在临床观察中，每见胆囊炎、胆石症的患者，阵发性右上腹部绞痛后出现眦黄，甚则皮肤中度发黄，均有同样的发作史。素常胃脘饱闷，厌油呕哕，右上腹或右胁刺痛，牵引肩背，作止无常，每啖脂肪及蛋黄后诱发剧痛，痛处拒按，常伴有往来寒热。重者寒战发热，有的单寒不温，有的低热不彻，有的周身瘙痒。口苦咽干，渴而喜饮或不喜饮，小溲黄赤，大便秘结，色褐或灰白，舌苔黄或浊腻，脉弦缓或弦滑，属少阳阳明两经合病之证。

二、病因病理

《黄帝内经·素问》“至真要大论篇”曰：“少阳之胜，热客于胃。”

清代叶天士曰："阳黄之作，湿从火化，瘀热在里，胆热液泄。"《金匮要略·黄疸病脉证并治》云"湿热不攘则生虫"，蛔上入膈"心痛，发作有时"。（1979年5月参加中医学会全国首届学术会议见针刺治疗胆石症排下胆石，宛如蛔虫形状）说明了无论饮食不节或七情所伤，导致肝失疏泄，脾运失常，以致湿热内生，乃本病病因关键所在。湿热壅滞，不通则痛故胁痛；胆为清净之府，邪若干之则胆汁不循常道，浸淫肌肤，身眦皆黄；湿热交蒸，胆液受烁，结为砂石，譬如煮海水成盐。胃为阳明燥气，最易化火，灼伤津液故见口苦咽干，肤痒便硬，小便黄赤，舌苔黄浊诸热象。何以既属于热而反见脉缓，且与临床又吻合？考《金匮要略·黄疸病脉证并治》提出脉缓沉，"缓则为痹……脾色必黄，瘀热以行"。脾为太阴湿土，主统血，热陷血分，脾湿遇郁，瘀热内阻，血脉为之而痹，故见脉缓。

三、治疗原则

临床观察，本病须从下夺而解，当投清热利湿，开郁涤石，泻火行瘀之法。因胆为六腑之一，以通为顺，"腑气通则脏气安"。此"通"是指下、和、清、消等法。下法既不怕早又不嫌多，务求郁积之湿热尽除。选方以大柴胡汤为主，加减则根据病情，或以疏肝理气、健脾和胃，或以清热解毒、利胆消黄，或安蛔或排石，均可灵活选药。

典型病案见"医案举隅篇""黄疸"。

第四节　甲状腺功能亢进临证治验

甲状腺功能亢进（甲亢），以其颈前肿大为特征而隶属于中医学“气瘿”范畴。然而，综观历代诸书论“瘿”，皆着墨于单纯性甲状腺肿大的治疗，而略少关于甲亢的治疗，用药每多义海藻、昆布之类。近年来，虽然针对甲亢的研究不少，但对如何治疗尚有争议。或云“义海藻、昆布类可用”，有谓“义海藻、昆布类不仅无效，反有增病之嫌”等。为此，谨谈谈自己治疗甲亢的点滴体会，以就榷于同道。

甲亢临床主要表现：心悸、气促、性情焦躁易怒，虽多饮多食却形瘦乏力，烦热多汗，肠鸣便溏；颈前肿大，目光炯炯，甚则眼球突出，眼裂增宽，双手震颤，妇人可有月经失调。舌红脉数。上述症状可分3类：

（1）病在肝。肝火亢盛，火动风生，故性情焦躁，烦热多汗，多饮多食，目光炯炯，双手震颤。

（2）病在心。木火相生，肝火既盛，心火亦亢，火性急迫，故心悸、气促、脉数。

（3）病在脾。肝木乘脾，脾失健运，故肠鸣便溏，肌肉瘦削，体乏无力，脾虚不运，聚湿生痰，痰气壅结于颈前，故现瘿肿。

病虽涉及三脏，其源却由肝郁生火而起，肝火得泻，则心火亦衰，脾不受侮，痰源自消。故治疗法当泻肝，兼调心脾。以何法泻肝为好？苦寒直折其势，抑或滋阴降火？甲亢乃虚实兼夹之证，肝火虽旺，脾土却虚，单纯苦寒泻火或滋阴降火皆不可取。盖苦寒伤脾，滋阴碍胃。苦寒泻火则肝火虽泻，脾土更虚；滋阴降火则不仅杯水车薪无济于事，且有碍胃之嫌。一症未消一症又起，何益之有哉？唯有选用既泻肝火，又能健脾宁心，消痰化瘀之品方为妥当。根据上述原理，笔者潜心探讨，自拟扶正化瘿煎一方，经临床多年验证，确具疗效，兹献方于下。处方：

桂枝 5g　白茯苓 10g　牡丹皮 9g　赤白芍各 9g

桃仁 5g　当归尾 9g　生牡蛎 24g（先煎）　麦冬 9g

漂白术 5g　黄药子 9g　夏枯草 15g　浙贝母 6g。

组方依据：肝性喜疏、喜柔，疏则气机条达，诸郁尽消，柔则肝阳不亢。《黄帝内经》云："肝欲散，急食辛以散之，以辛补之，以酸泻之。"所谓"食辛以散之，以辛补之"，以为散者，升发之意也。肝主疏泄，其性升发，辛则顺其性，故谓之补。《神农本草经》谓："桂枝之下无杂木。"俗语亦云："木得桂而枯。"桂枝实乃抑肝之佳品，且具疏肝之功。扶正化瘿煎以桂枝为君者，即取其辛能散，能补，又能抑肝之功。

桂枝配芍药，芍药酸苦微寒，泻肝柔肝，既防桂枝辛散过度，又和桂枝之性温。桂枝配赤芍、生牡蛎，生牡蛎咸寒，益阴潜阳而软坚，辅桂枝、赤芍软坚消瘿，且能调和营卫以敛汗。桂枝配白茯苓、漂白术，健脾宁心安神以止心悸。牡丹皮配桃仁，牡丹皮气味辛寒，为血中之气药，通血脉而除血热，专治阴虚生热之血结；桃仁苦平，专破由气入血之闭滞，活血化瘀，二者性皆柔缓，专伺病之渐至者。牡丹皮配芍药，凉血活血，泻肝清热。生牡蛎、黄药子、夏枯草清肝火，散郁结，软坚而消瘿瘤。浙贝母苦寒清火散结。配麦冬甘微寒，润燥养阴以补热烁之津液亏虚。诸药合用，具有泻肝、健脾、化痰、消瘿之功。

或问甲亢乃火亢之症，何以不惧桂枝温热之性？盖中药治病贵在配伍，桂枝其性虽热，然方中芍药、牡丹皮、生牡蛎、夏枯草、黄药子等皆为苦寒、咸寒之品，足以制约桂枝温热之性。选用桂枝有以下几个好处：一如《神农本草经》所云，桂枝抑木之力尤强；二则甲亢患者多为肝旺脾虚，苦寒则伤脾。桂枝性温，寓静于动，既可暖脾助运，又可祛除方中寒凉之品伤脾凝滞之弊；三则桂枝既有通经活络之功，又有调和营卫之力，既可活血祛瘀，又可敛汗。

或问痰瘀互结成瘿，坚实不移，何不选用攻坚破结之品以助之？盖甲亢之瘿，非一日所聚，亦非急功可解，久病正气已虚极，攻伐之品耗伤元气，有弊而无利，故只可选用轻缓消瘿散结之品，如生牡蛎、桃仁、夏枯草、黄药子等。

甲亢与单纯性甲状腺肿大在治疗上迥然而异。虽同属“气瘿”范畴，但前者肝郁脾虚火旺，病本在肝，治疗侧重于抑肝扶脾，故选扶正化瘿煎；后者痰气郁结，病本在脾，治疗侧重于消痰散结，故选海藻玉壶汤。

或问甲亢患者是否可用海藻、昆布类药物？根据现代医学观点，甲亢患者以不用含碘量高的药物为宜，其理论依据是碘的摄入增加了甲状腺素的分泌，从而加重了病情，笔者认为有一定的道理。曾治一女性患者，经各项检查确诊为“甲亢”，因惧服“甲巯咪唑片”等西药，遂转中医治疗，前医辨以瘿瘤，每投义海藻、昆布类药物，服之不仅无效，反见症状加重，颈前结节变硬。就诊于笔者，笔者以扶正化瘿煎加减，服药百余剂后症状消失，各项检查均正常，病已告愈。笔者体会甲亢患者软坚散结选用生牡蛎最佳，在临床上曾见甲亢早期患者不服中西药，每日单服鲜生牡蛎煎汤代茶，食蛎肉，竟获痊愈者。

扶正化瘿煎中黄药子一味，为软坚散结消瘿之佳品，然其有小毒，久服对肝功能会产生不良影响，长期使用者应注意观察肝功能的变化，为避免不良反应，亦可采用隔日用药法，用药量宜小，取 6 ～ 9g 为妥。

情绪波动对病情的治疗有着不良的影响，若能配合使用心理疗法治疗，则对病情大有益处。

典型病案见“医案举隅篇”“气瘿”。

第五节 温阳健脾法治便血

《黄帝内经·灵枢》“百病始生”曰：“阳络伤则血外溢，血外溢则衄血；阴络伤则血内溢，血内溢则后血。”后血即为便血。《金匮要略·惊悸吐衄下血胸满瘀血病脉证并治》认为，下血，先便后血与先血后便为远血、近血之辨，可谓要言不烦。但在临床实践中，除察色切脉外，还要仔细观察其便血的颜色。若是上消化道溃疡出血，聚于幽门，去肛门远，大便颜色必呈棕褐色，甚则呈柏油样便；若痔疮出血，聚于直肠，去肛门近，色必鲜红，下血如溅且量多。此亦鉴别出血部位的远近，对临床实践有指导意义。揆其致病因素有三：①责于“饮食自倍，肠胃乃伤”，或起居不节，用力过度而阴络受伤。②血生于心、藏于肝、统于脾。脾虚则生寒，寒则凝涩而失道；肝虚则生热，热则迫血而妄行，统藏失职，血不循经而下溢。③手术刀圭所伤，脉道不利，血溢于脉外，随其逆而出。

在治疗消化道出血上，笔者多采用温阳健脾法。遵《金匮要略》经旨：“下血，先便后血，此远血也，黄土汤主之。”对于黄土汤，笔者很推崇。此方不仅治远血，亦可治近血，其立方要旨，重在“物以类聚”。黄土汤原方为：生地黄、枯黄芩、熟附子各一两，阿胶、漂白术、甘草各三两，灶心黄土半斤，计七味，以水八升，煮取三升，分三次温服。方中灶心黄土经过柴烧，温而不燥，崇土以求类；阿胶益血，又属土畜，取其物类；生地黄补血，取其象类；甘草、漂白术养血补胃和中，取其味类；熟附子化胃阳，通经脉，散血积，且得味甘之甘草，可缓熟附子之热；枯黄芩味苦理脾阳，固走血，又可制黄土、熟附子之温热。以灶心黄土为君者，乃温化血液，妙在积者能消，溢者能止。但现代家庭少用柴灶，灶心黄土较缺，可改用红砖120g，先捣碎浸水煎，取其澄清液煎余药。红砖是由黄土高温烧成，其性味功能与灶心土相符，在临床中可代替之。方中有增人参、生黄芪者，取“血脱益气”之义，随证变法，临床治疗50余例，效果较为满意。

典型病案见“医案举隅篇”“便血”。

第四章　肾系和其他疾病临证治验

第一节　肾病综合征临证治验

肾病综合征属于祖国医学“水肿”范畴。《黄帝内经·素问》“阴阳别论篇”曰“三阴结谓之水”，“三阴”指手足太阴肺、脾、肾三脏。人体水液的运行依靠肺气的通调，脾气的转输，肾气的开合，从而使三焦能够发挥决渎作用。历代医家对水肿亦有论述，或从病因脉证而分为风水、石水、皮水、正水；或按照病程的长短，病情的急慢，属实证的分为阳水，属虚证的分为阴水。在治则上多宗《黄帝内经·素问》“汤液醪醴论篇”所述：“平治于权衡，去菀陈莝……开鬼门、洁净府。”主要采用发汗、利尿、攻逐，或健脾、补肾、温阳等治法。在临床上观察肾病综合征患者，病程较长，证常反复，属虚者居多，属实者较少。然而本病多发于青壮年气血方刚时期，对身体不知爱护，冒风雨、经寒暑，娇脏受邪，卫外不固，多见太阳病的脉证。足太阳膀胱经与足少阴肾经互为表里，其气相通，肾气以阴则阖，呈腰酸、尿频、尿急、尿痛、水道不利而成胀满矣。在治疗上以宣肺为急、益肾为本。气行则水行，宣肺即治气。治气之源有三：一为肺气，肺气清则周身之气通调；一为脾气，脾气健则中焦之气行运；一为膀胱之气，膀胱之气旺则水能化气而司开合。“膀胱者，州都之官，津液藏焉，气化则能出矣。”膀胱之气化，其权在于保肾，肾本肺标，相输俱受，肺气顺则膀胱气化正常，而水自行矣。喻嘉言曰：“试以格物之学，为子广之。凡禽畜之类，有肺者有尿，无肺者无尿。”因而秉承古训，私淑福州地区治水肿的前辈，自订苏蝉六味丸加减治疗肾病综合征，临床治愈近30余例，疗效较好并少有复发。处方：

紫苏叶6g	秋蝉衣3g	熟地黄18g	山萸肉9g
生黄芪15g	光泽泻10g	淮山18g	牡丹皮9g
桃仁5g	玉米须12g	益母草10g	

用清水文火煎，每日空腹服1剂。

临床加减：外感症状明显者加连翘、紫浮萍以祛风散寒，清热解毒，利尿，似乎对肾炎起到脱敏去病毒的作用。蛋白尿多者可重用生黄芪；尿少加怀牛膝、车前子；白细胞多者加马齿苋；红细胞多者加血余炭、生蒲黄、滑石；皮肤甲错、舌系带紫者可用少量生大黄以通瘀解毒。

肾病综合征是较难治的疾病，有的患者服激素二三年后症状仍有反复而来求诊。中医治疗慢性肾病综合征疗程较长，持之以恒均能获得较好疗效，特别是青少年患者疗效最好，是以青少年气血易复，新陈代谢旺盛为是。在采用宣肺益肾法的同时，灵活运用“开鬼门、洁净府、去菀陈莝”以行气通阳。临床中视上半身肿当使用“开鬼门”之剂，如麻黄越婢汤之类；下半身肿用“洁净府”之剂，五苓散、五皮饮均可选用；全身水肿甚应先采用“去菀陈莝”之剂，用葶苈子、红枣、桃仁、白芥子等峻下之药。但须知如陈士铎所谓“必须以手按之如泥者，始可用此二味正治……随按而皮随起者……当作气虚、肾虚治之”。峻下逐水法对慢性肾炎患者当慎用，否则可取效于一时，而易致弊害，后患无穷。阳气虚甚则宜用温阳之剂，先桂枝、熟附子、干姜、山萸肉之类，瘀肿加生大黄、琥珀，血压高加豨莶草、怀牛膝、车前子，共起温阳化瘀作用。此外配合食疗为辅助，如赤豆煮汤代茶，鲤鱼做羹（勿用盐），大蒜梗炖鲫鱼等，对病情亦有利。周身水肿、总蛋白偏低者参以血肉有情之品补之，可用羊肉、生黄芪、生姜皮煎汤去渣饮汁，每周两次，以健脾温肾利水。临床中又体会到，因为急性肾炎者主要是由于风、热、寒、湿等外邪侵袭肺肾两经，尤其肺经受邪；慢性肾炎主要因脾肾两脏虚损所致，故在急性期应抓紧时间治疗以杜后患。此以资参考。

典型病案见“医案举隅篇”“水肿”。

第二节　阳痿临证治验

阳痿即阴茎不举或临房举而不坚的一种病证，非即阳虚耳。历代医家认为本病每多涉及肝、肾、阳明三经。所谓“阳明主宗筋”（宗筋聚于前阴，为足三阴、阳明、少阳及冲、任、督、跷脉之所会），“阳明虚，则宗筋弛纵”。它的病因，如纵欲无度或误犯手淫，致精血受戕，命门火衰；或思虑无穷，心脾耗损；或恐惧不释，伤及肾脏；或湿热下注，宗筋弛纵均可导致阳痿。张景岳有“火衰者十居七八，火盛者仅有之耳”之说，对后世医家影响很大，因而见阳痿者，动辄喜用壮阳温肾之剂，有的可以奏效，但是未必皆然。

关于痿的治疗，《黄帝内经·痿论篇》言：“治痿者，独取阳明。”又说：“各补其荥而通其俞，调其虚实，和其逆顺。”《类经》对这一段话又做了进一步说明：“上文云独取阳明，此复云各补其荥而通其俞。盖治痿者，当取阳明，又必察其所受之经，而兼治之也。”这就说明了治痿病除了要从阳明经入手外，更要具体地分析病症，探其病因，刺其病位，究其病理而辨证施治，不能千篇一律。

《黄帝内经》曰：“肺者，脏之长也，为心之盖也。有所失亡，所求不得，则发肺鸣，鸣则肺热叶焦。”故曰：“五脏因肺热叶焦，发为痿躄，此所谓也。”这里，一方面显然指的是精神因素对痿病的作用；另一方面肝、肾两脏与前阴的关系至为密切，又是同居下焦，如果肝肾阴虚，虚火内生，必然损耗肺阴，此即“木火刑金”之意。所以认为阳痿之症，除了主要涉及肝、肾、阳明三经外，与肺脏亦有一定关系。临床上应分清涉及脏腑之主次，衡量病证之轻重而立法处方。除上述致痿因素外，阳痿患者每因精神负担甚重，自卑感强而导致病情日重，故肝郁亦为不可忽略之因。后世医家治痿多取补虚、壮阳之法，所谓“治痿独取阳明”，是因阳明为多气多血之经，若津液精血充足，则阳痿易于恢复。但因以上多种因素均能致痿，一味蛮补效不持久，在辨证施治的基础上，既要注重调补阳明，又要注重疏肝解郁，方可获效良佳。

典型病案见“医案举隅篇”“阳痿”。

第三节　风湿性关节炎临证治验

风湿性关节炎在临床上颇为常见，以小关节肿痛变形为特征，祖国医学称之为“热痹”。其成因为感受风、寒、湿邪三气，日久化热所致。《类证治裁·痛风》中谓：“寒湿风郁痹阴分，久则化热攻痛。”而《丹溪心法·痛风》指出：“肢节肿痛，脉涩数者，此是瘀血。”指出热痹与瘀血亦有关系。笔者认为素体阳热之人，感受风寒湿邪，使邪热内蕴，皆从火化，而表现为关节红肿热痛，甚则变形，屈伸不利，口干烦闷，或兼发热汗出等，均为气血瘀阻经络，筋脉失养，热盛伤津之象。《黄帝内经·素问》“痿论篇”曰：“脾气热，则胃干而渴，肌肉不仁，发为肉痿。”《黄帝内经·素问》“逆调论篇”曰：“荣气虚则不仁，卫气虚则不用。”亦指出热痹与荣卫不和、脾气热胃阴不足也有关系，故在临床多用三根白虎汤加味治疗风湿热痹，以清热祛风通络，养阴化湿，辄能取效。处方：

芭蕉根 60g　薏苡仁根 30g　活芦根 30g　生石膏 30g（先煎）
知母 9g　忍冬藤 30g　宣木瓜 9g　赤芍 9g
甘草 3g　乌大豆 25g（杵）

服法：清水渍药后水煎至 300mL，每天 1 剂，早、晚空腹服。

方中石膏、知母辛甘苦寒以清热邪又可滋阴；忍冬、赤芍均能祛风湿、利关节而活血止痛；乌豆、木瓜凉血通络；芭蕉根甘寒以清热祛湿养阴；薏苡仁根甘寒以健脾渗湿；活芦根甘寒清热利尿、生津除烦；甘草清火解毒、调和诸药。全方共奏清热化湿、养阴祛风之效。

加减：痹证后期或重症患者兼见肌肉瘦削或抽筋，可加怀牛膝，亦可用木莲根一两炖猪蹄（七寸）一只，二日一服，痛甚加乳香、没药以活血化瘀；慢性患者无发热或热势轻者，可减少白虎汤用量；湿重者加用苍术、白术、黄柏，气候变化痛甚者加桑根、秦艽等祛风胜湿；血虚者可加当归、熟地黄。

典型病案见“医案举隅篇”“风湿热痹”。

第四节　瘴疟临证治验

瘴疟乃闽粤地方病之一。以其感受山岚瘴气而生病，形若疟之寒热往来，故名。本病明代郑全望《瘴疟指南》辨之最详。此病之本，本之于天气热元阳恒泄，在人之阳气，自不降而内又多痰，再不能调摄，感于不正之气。江南地带，山高地低，水土卑湿，山岚瘴气，云雾弥散。春夏多淫雨而寒，阴湿之气常盛；秋冬多晴日而暖，阳燠之气恒泄，草木不凋而反花。应之于人，寒湿之气盛则伤脾，而生痰多；阳燠恒泄，不得下降，则腠理不密，下元虚寒。是时，若不自调摄，不避风雨，不节饮食，感受不正之气，则易发本病。本病多受之于雾暑，发于秋末冬初。临床上，根据寒热之多少分型论治。一般而言，寒多热少为冷瘴；单热不寒为热瘴；噫噫作声为哑瘴。具体分述如下。

一、病理机制

人身肖天地，瘴疟类天时。天在上为阳，地在下为阴，人居于中。人体在五脏之中，心肺居上为阳，肝肾居下为阴，脾居于中。位下者以升为顺，居上者以降为和。故天之气下，地之气上，相交为泰。心火下降，肾水上济，水火既济为安。然发瘴之地，气候反常，秋冬不寒而反温，乃致阳气不降而恒泄。阴阳之气上者自上，下者自下，而成天地不交之否；应之于人，火水未济，火性炎上，心肺受煎熬，则烁上热盛；火不下暖，则脾肾寒，脾寒则痰湿内盛，肾寒则龙雷之火升腾，因此形成上热下寒，外热内寒之证。是时，若逢起居不慎，感受不正之气，则邪痰互结发为瘴疟；或饮食不节，过食生冷，炙煿则痰食并积于胃而发瘴病。

二、临床表现及证候分析

（一）冷瘴

发热恶寒，或先寒后热，或先热后寒，寒时虽厚衣被不能温，热时虽卧石不能凉；汗出恶风，热因汗出而退，或无汗热久自退。热虽退，扪之身热而鼻尖凉，胸腹之热尚在，足冷，一日一发或间日一发，发时多，退时少；或头痛或不头痛；或呕吐或不呕吐；胸中痞满，身重腰痛脚软；或大渴饮水，饮则多呕，其脉寒时微迟，热时弦数，一呼一吸六至七至。舌质淡，尖红，苔厚浊。

证候分析："无痰不成疟"。瘴毒湿痰伏于募原则寒热交作，然因瘴邪为病，内寒外热，故寒时厚衣不温，热时卧石不凉；邪盛正虚，故发时多而退时少。虚寒盛则头痛身重，腰痛脚软；阳气外泄不护皮毛则汗出恶风，痰气并行于上故呕吐；阳气上浮，心肺受其煎熬，华盖干涸故多渴；然脾胃虚寒痰停胸脘，故饮则多呕，胸中痞满。心肺热盛故舌尖红，痰湿内盛故苔厚浊，阴阳不调故脉时迟时数。

（二）热瘴

单热不寒，身发大热，额上极热，胸腹热，但腰以下不热且冷。热不间断，昼夜似卧炭火之中。神气昏沉，虽谵语妄言，却喜蜷卧，引衣自盖。腰痛脚软，大渴欲饮冷水，但饮则欲呕，上脘痞闷。头痛或不痛，小便赤涩，或频数，或遗尿，大便秘闭或自利，或吐血，衄血，面赤目红，舌苔黑脉洪弦。

证候分析：阴阳不相交济，龙雷之火浮越不得归原，阳气尽泄于外，故单热不寒，然终属内寒外热，上热下寒之证，故大热之中可见鼻尖凉，腰以下冷，喜蜷卧而引衣自盖；肺移热大肠则便秘；心火下移小肠则小便赤涩，频数；脾寒不暖时或下利；肾虚不摄则尿遗；瘴毒之热沸血使血妄行则吐血、衄血；阳浮于上故面赤目红，舌苔黑为外热极盛之候，脉洪弦为阳气浮越之征。

（三）哑瘴

哑瘴以单热不寒，神昏不能言语，但噫噫作声或全不作声为主要症状。临床上有真假之分。真哑瘴：其病初起一二日，脉七八至而弦，热甚。至三四日热微神清，目开如常，能饮食，能大小便，脉反平和，只是全不作声，舌红苔白。

证候分析：脉来七八至而弦乃元气飞越而邪气独盛之脉，主病重。一般而言，脉证相应方为顺候。今三四日热微神清，能食能大小便，脉平和，反见全不作声，脉证相反，病情属危，变症甚快，只因瘴毒之热沸血涌塞心肺之窍。盖舌为心之窍，心之别脉系舌本，言为心声，心肺闭塞则废其用，故声音不得出而不言。

（四）假哑瘴

发热，目上视，口噤，牙关紧闭，昏不知人，遗溺，不能言，不能出声哭叫，待热微时稍能言一二句。此痰浊瘴毒蒙蔽心窍，气机逆乱使然。

综上证候，冷瘴、热瘴、哑瘴的共同特点为：发热，但身中之热有不热之处。额上极热，面微热，鼻尖冷；胸腹极热，背微热，腰以下不甚热，重者常冷或厥，且谵语；以手扪心胸，蜷卧狂起，引衣自盖，阴证具于隐微之中。

（五）冷瘴、热瘴、哑瘴之间的关系

冷瘴为病之初发，邪多伏于募原半表半里，故见寒热交作之候；热瘴多因冷瘴治之不当，或妄投汗、吐、下法；或妄加升发之品促使内阳外泄，重虚其内，而转化为热瘴，或瘴毒势猛，加之于阳浮之体而发为热瘴。总之，热瘴为阳气尽泄于外，故见单热不寒，然上热愈盛则下元愈寒，阴阳不相交济，故病势多重。哑瘴为瘴毒之甚，真哑瘴多由热瘴发展而致。盖瘴毒之热沸血，涌塞心肺之窍，故病势多危重难救。假哑瘴可由冷瘴、热瘴发展而来，多因痰迷心窍所致，或因瘴毒闭于心、肺二经，病势虽重，尚可救治。

三、瘴疟与他病的区别

（一）瘴疟与诸疟鉴别

瘴疟与诸疟均有寒热往来，所不同者，诸疟之寒热，去来均有定时，或一日一发或二日一发。一般先寒后热，伴头痛，继而汗出身凉，退去之时即如常人。而瘴疟之寒热，去来不定时，退之不彻，即便退尽，胸腹之热尚在，全身酸楚，难以名状。

（二）瘴疟与伤寒鉴别

瘴疟初起邪伏募原，其寒热与伤寒邪入少阳之寒热往来确有相似之处，所不同者，伤寒邪入少阳则舌苔多薄白；瘴疟邪伏募原则苔多厚浊，且脾运失常，痰湿之候显而易见。前者为寒邪伤表传经，后者乃瘴毒湿痰为患。

（三）瘴疟与温病鉴别

瘴疟邪伏募原与温病邪伏募原，其病位相同，二者均见于胸闷，呕恶等中焦受病之候，所不同者，瘴疟外热而内寒，上热而下寒，粗察证见大热之候，细察必有阴证具于隐微之中，温病则为内外俱热之证。此为瘴疟与温病关键的鉴别点。

四、瘴疟调治禁忌

（一）禁汗

瘴疟乃阳气外泄而然，发汗之药多驱内阳外泄，是重虚其内，汗之多变。

（二）禁吐

瘴疟者阳气不蛰藏于下焦，吐则阳气愈升，下元亡阳愈甚，故吐之亦不宜。

（三）禁下

瘴疟为下真寒而上假热，下药多寒而尅伐，若用下法则阳气随之下脱，故亦非所宜。

（四）禁油腻之品

瘴疟为患，脾土最虚，脾主运化，油腻之品碍脾生痰，故饮食要清淡，待脾阳复后方可少少与之。

五、治瘴之法

瘴病之发，源于痰湿内盛，湿伤脾，脾主枢，枢运失司，而致阴阳不相交济，龙雷之火不得潜位。取祛痰寓于正气和解，升降阴阳之中。清上、温中、固下为其治疗大法。所谓升降阴阳即引上焦虚火降于下焦以暖下元，使阴阳相交而成水火既济。所谓正气和解，即用正气散、和解散以燥湿化痰，芳香化浊之法。盖瘴病阳气外泄，忌汗、吐、下，只宜燥湿健脾，芳香醒脾，调和治之。所谓清上、温中、固下，即清心肺，温脾胃，暖肝肾，引火归原，导龙入海，使浮游之火，蛰藏命门，下元温暖则根本固而诸病息矣。

常用法与方剂如下。

（一）正气和解法

该法能燥湿健脾，能正不正之邪。

（1）二陈汤：组成为陈皮、清半夏、白茯苓、甘草。本方燥湿化痰，热重者宜之。盖无痰不成疟，故本方治瘴病，首尾俱可使用。温中固下之方亦常加入本方。

（2）不换金正气散：组成为川厚朴、清半夏、陈皮、藿香叶、甘草、煨草果、苍术。本方寒甚者用之。以川厚朴之温中祛湿满，陈皮消痰下气，苍术燥湿健脾安胃，甘草调中，同用以祛瘴疠之气，清半夏燥痰以除瘴本，藿香叶之芳香助脾开胃止呕，煨草果之辛以消食化滞，共奏温中正气之效，为治瘴先用之方。若兼呕吐不止者，本方去苍术、煨草果，加姜、枣。盖苍术、煨草果其气太辛窜，故去之。若兼耳闭心痛者加石菖蒲，以其味辛能散邪开窍治冷气也。

（3）和解散：组成为苍术、陈皮、藁本、桔梗、甘草、川厚朴、生姜、红枣。本方以苍术祛湿不闭腠理，使汗易出，与川厚朴、甘草、陈皮同为平胃之剂能祛湿，温脾胃，祛冷气，调中气。湿祛则痰源绝，脾胃暖则冷气祛，中气既调脾胃和暖则瘴邪不自逗留耳。加太阳经药藁本，能驱邪而清上焦并祛风湿，使邪自然作汗而解，桔梗利肺气化痰，发散胸膈瘴热之气，共成治瘴和解之神方。

（二）清上温中固下法

嘉禾散：组成为潞党参、漂白术、白茯苓、甘草、陈皮、清半夏、丁香、炊木香、砂仁、白豆蔻、藿香叶、青皮、神曲、谷芽、枇杷叶、薏苡仁、桑白皮、五味子、随风子、槟榔、大腹皮、沉香、石斛、杜仲。方中六君子汤补脾化痰，丁香、炊木香、砂仁、白豆蔻、藿香叶开胃除积以温中，青皮理气，神曲、谷芽消积；瘴病上热，肺最受烁，枇杷叶、薏苡仁、桑白皮以养肺散肺热；五味子、随风子酸以补敛肺气；槟榔、腹皮、沉香降气；石斛、杜仲合沉香引阳气入肾而暖腰膝。

（三）既济法

此法为清上固下法。

既济汤：组成为熟附子、人参、甘草、淡竹叶、清半夏、粳米、麦冬。本方治瘴病热火烦渴，饮水无度。盖瘴病烦渴饮水无度者，华盖焦熬之极也。故用人参补肺生津，甘草之甘以暖火，麦冬、淡竹叶之寒以润肺清肺，佐以清半夏以化滞痰，粳米乃肺经之谷以养肺，熟附子引火下行，不令华盖复受煎熬。诸药合用，在上清肺生津，在下引火归原，共成水火既济之法。

（四）化痰开窍法

青州白丸子：组成为清半夏、南星、白附子、生川乌、生姜。本方治寒湿之痰上迷心窍所致之哑瘴。以痰生于湿，清半夏、南星能燥湿；

痰滞于寒，白附子之温，川乌之辛热能祛寒，送以姜汤最能治痰滞之瘴也。

（五）正气和解法、清上固下法、既济法使用区别

瘴疟初起，寒热往来，或寒多热少，或寒少热多，脉弦缓、苔白滑，先以正气和解法消息之。热少寒多者，常用和解散加减，意在燥湿健脾；热轻寒重者，常用不换金正气散或藿香正气散加减，意在燥湿利痰，或加干荷叶、杨桃花以清暑退热。此即《黄帝内经》所云“夏伤于暑，秋为痎疟”。

瘴病热重于寒，或单热不寒，口渴引饮，脉弦滑，苔根黄，时有谵语者，为瘴邪较深。常用清上固下法，仿用既济法。如二陈汤加藿香叶、淡竹叶、石菖蒲、淡附子；或淡竹叶合油肉桂以清肺温肾。

瘴病上热下寒，症见心肺热，肝肾寒，脉滑，苔薄质红，摸之额上热，鼻梁凉，四肢冷，可用既济法，以既济汤合二陈汤加嘉禾谷神散（成药），配以干荷叶、石菖蒲、杨桃花煎服。

哑瘴，热重神昏不能言但噫噫哑哑作声，此热瘴之甚者，为痰闭心窍，宜三生饮（或青州白丸子）合既济汤服之。

瘴病病程较长，有经两个月之久。其发病多在秋末冬初，愈时却多在冬至，若冬至不愈，必延及立春。

瘴病护理：勿盖重被以取汗；勿吃豆制品类食物；病后勿重体力劳动，谨防劳复。瘴病虽然体虚，但勿太早吃参、芪之品；补品以动物上排炖蛏干、羊肉为宜。

瘴病口渴代茶方：白茯苓 9g、嘉禾散 9g、淡竹叶 9g、生荷梗约 16cm、义榆柑 3 枚，常服。

典型病案见“医案举隅篇”“瘴疟”。

第五章　治法方药临证运用体会

第一节　汗法的临床运用与体会

汗法又称解表法，使用于外感病，可见头痛项强，恶寒发热，鼻塞声重，喷嚏咳嗽，咽红，脉浮等。经云“邪在皮毛者汗而发之”是也。外邪之伤人也，与天时、地势、人之素体关系极为密切，因此使用汗法不仅要考虑病性、病体如何，更要考虑四时季节、气候变化、六气八风对人体的影响，不可妄谓汗法不外辛温、辛凉而已。

笔者治外感病，首辨寒热及兼挟邪气，再参天时、地势、人体的强弱以及皮肤的厚薄，然后选择骤汗抑或轻疏。

春暖，天气下降，地气升发，万物生机蓬勃，应之于人则腠理疏松，阳气易泄，此时用药宜升浮，味少，量轻。虽有雾露，不宜峻汗，恐伤人之阳气。笔者喜用葱白、淡豆豉、荆芥、紫苏叶，清水浸泡后煎熬，但不宜久服，后啜以线面汤取微汗透足。荆芥乃平和之品，既可解表，又能利咽，无论风寒风热均可使用；葱白为发汗解表之轻剂，且有通阳之功，尤对鼻塞、无汗而发热者更为适宜；豆豉解表除烦；紫苏叶开宣肺气且能宽中；生姜祛风和营。诸药合伍轻宣解表，不至过于疏泄。此外，处方时还需参人体禀赋、地势条件、兼挟客邪酌情判断。如福建地处东南，地卑土湿，素有南人多湿之说。若春雨绵绵，地中湿气弥漫，随东风而袭人，遂感风湿之疾，则在疏风之中又当佐以燥湿。笔者对风湿袭表，身楚而痛者加用羌活、蚕沙、苍术、白术。羌活乃太阳经疏风化湿止痛之要药，且能升太阳经与督脉之阳气，蚕沙祛风除湿，分清泌浊，除一身之重痛；苍术、白术燥湿健脾，若兼湿困脾阳，出现苔厚纳呆、肢楚便溏者则加藿香叶、佩兰叶、白茯苓、炒薏苡仁以芳香化浊，助脾运化，土燥则湿自除。一般忌用麻黄、桂枝，恐其峻汗则风祛湿存，湿气流连气分而不解，反为低热不彻，而微汗则风湿俱去耳。但若初春连日常刮西北风，气温骤冷，春行冬令（至而不至）则按客气加临，仍可使用麻、桂，以其寒主收引，腠理闭塞，不投重剂则不足以驱邪，有斯病而用斯药，亦不惧麻、桂峻汗耳。

夏热，南风其熏，天之热气下，地之湿气上，人在气交之中，遂成暑湿交蒸之势。斯时解表，重在解肌，不必重责其汗。盖夏至一阴生，太阴湿土用事，太阴湿土者脾也，脾主肌肉，解肌则可导邪外出，俾营卫气血调和，自然得汗而解，笔者多采用芳香透邪之法。对暑湿发热恶寒无汗，脘闷呕恶，肠鸣便泄，苔白脉濡属暑湿阻遏，抑表困脾者，取香薷饮、六和汤，祛暑解表化湿和中。清半夏燥湿止呕；藿香叶芳香醒脾；蒿、芩疏解清热，退湿热之久羁；葛根、木瓜为解肌治暑之要药，诸药合用共奏祛暑解肌化湿和中之功。对阴暑身无大热，头重如裹，神疲嗜睡，属湿浊蒙蔽清阳不得升展者，取福州时方三花三叶汤（藿香叶、佩兰叶、鲜荷叶、厚朴花、扁豆花、白蔻花）合消暑丸（白茯苓、醋清半夏、甘草梢），重在清半夏醋制。本方芳香化浊，理气醒脾，服药时啜以米汤令微汗透足，使正不伤而湿可祛也。湿浊蒙蔽之证，投药最难，清之则损其阳，补之则助其湿，唯取质轻、气薄、芳香化浊之品，庶能“驱邪而不伤正，扶正而不恋邪”。小暑大暑节气，由于暑气炎热，阳气尽泄于外，井水反冷（夏至一阴生），在人则表现为脾土虚寒，若恣啖生冷瓜果则多消化不良，大便泄泻，故在解肌祛暑之际，还应注意温运脾阳，一则在辨证施治基础上酌加健脾之潞党参、土炒白术之类，甚则可加干姜、熟附子；二则以消暑丸加煨草果、砂仁化太阴湿邪以运脾枢，或以荷叶、扁豆升清化浊以醒脾。诸暑之中又以伏暑最为难调，盖新感引动伏邪，伏气晚发，酿成暑证。虽身热如焚，切忌发汗，不若《黄帝内经》有云“体若燔炭，汗出而散”之说法，笔者通常以正气和解法消息之，常用药物有藁本、桔梗、藿香叶、煨草果、荷叶、青蒿、杨桃花等，寒重者加平胃散，热重者加二陈汤，甚则虚阳外越，可用淡竹叶、肉桂引火归原，日久不瘥，则用嘉禾散、淡竹叶、荷叶以解暑扶正。

秋凉，金风拂槛，溽暑顿消，其气候特点为上夜热，下夜凉，故易着凉而受感，然而阳明燥金当令，应之于肺，其气最易伤津，灼烁娇脏，以致肺燥阴伤，临床表现初起洒淅恶风，即兼咳嗽，口鼻咽唇皮肤干燥等。斯时用药最忌苦辛，恐伤津液耳。笔者喜用轻疏甘润之品，如荆芥、桑叶、桔梗、甘草、百部、款冬、川贝母、牛蒡子、蜜紫菀、海石、秋蝉衣等药。荆芥辛平，祛风解表以祛表邪；桑叶甘寒，疏风清肺泄热；百部甘苦微温，温而不燥；川贝母润肺，润而不腻，对咽红咽痒而咳者最为适宜；蜜款冬、蜜紫菀辛而不燥，润而不寒，专治咳嗽上气咽痒；秋蝉衣、桔梗、甘草、牛蒡子疏风利咽宣肺止咳。上药可根据病情灵活配伍使用。若见燥热伤津，舌红苔燥者亦可加用北沙参、麦冬、知母润肺滋阴，痰黄稠者加鲜竹茹、川贝母清化热痰。临床常用方有止嗽散、杏苏散，还应注意燥有温、凉之分，禀性各殊，病性偏寒者，不可过投甘寒之品，否则能导致邪滞寒凝之类，尤其南方地卑土湿脾胃易虚，用药更宜注意。

冬寒，万物阳气闭藏，人体腠理固密，但冬令严寒，其气凛冽。斯时外感，可用峻汗之剂，只要辨证准确，采用《伤寒论》祖方施治，多能获立竿见影之效，其理法《伤寒论》论之甚详，不再赘述。

总之，外邪之伤人也，气有盛衰，地有南北，体有虚实，感有深浅，只要脉证互参，详加审辨，选方遣药，胸中自有成竹。

典型病案见“医案举隅篇”“汗证”。

第三节　动物药的临床运用与体会

动物药多用脏器为饵，配以中草药，古方中屡见不鲜。如当归生姜羊肉汤、全鹿丸、乌鸡白凤丸等。盖因草木无情性静，血肉有情性动，一动一静，其效益彰，但须以五脏五体为用。例如肝藏血，开窍于目，治目疾当取动物肝脏，然其间亦各有别。如明目羊肝丸用羊肝，退翳明目用鸭肝，而夜盲症则用鸡肝。羊肝性温，治肝风虚热之目昏；鸭肝性降属阴，治风火上炎之目翳；鸡肝补肾起阴，治风虚目暗、小儿疳眼，因其各具属性而起作用也。

其次，用一味药而所配不同动物脏器，其所治病种亦不同。例如，川黄连一味是以寒胜热，以苦燥湿，若以之治疗痔疮出血，肛门坠痛，则伍以大肠，称脏连丸，乃以肠治肠。治木泄，病在肝胆，大便或泻或止，以猪胆汁炒川黄连配他药用之遂止，不以胆汁炒则不成，是治肝以连，治胆以胆，旨在平胆泄木以扶生气，不使随肝下走也。

更有同一动物而所配不同中药，其所治病种亦不同。例如：羊肉性热，外柔内刚，若治虚火上炎之蛀牙痛，以羊肉 250g 合绿豆 30g，同煮熟喝汤，有退虚火止痛之功用；若治气虚水肿（如围绝经期内分泌失调引起腹皮厚），则用羊肉 250g，配以生姜皮 5g（生姜一块洗净用竹刀刮下其皮）煮熟，食肉及汤汁，能利小便，消水肿。

此外，治肛门滑脱，日久不收，以鳖头一个，升麻 5g，清水煎服，连服 3 次，效如桴鼓。治阴吹，以小肠一尺（约 33.3cm），鲜葱 5 根，将小肠洗净，把鲜葱全根匿于肠腔内，两端用线扎牢，煮烂食之，有显效。此因鳖头有伸缩之力，升麻取升上之义，鲜葱有通阳的性能。总之，动物药治病，不胜枚举。而根据临床观察有效者笔之于书，以献患者。

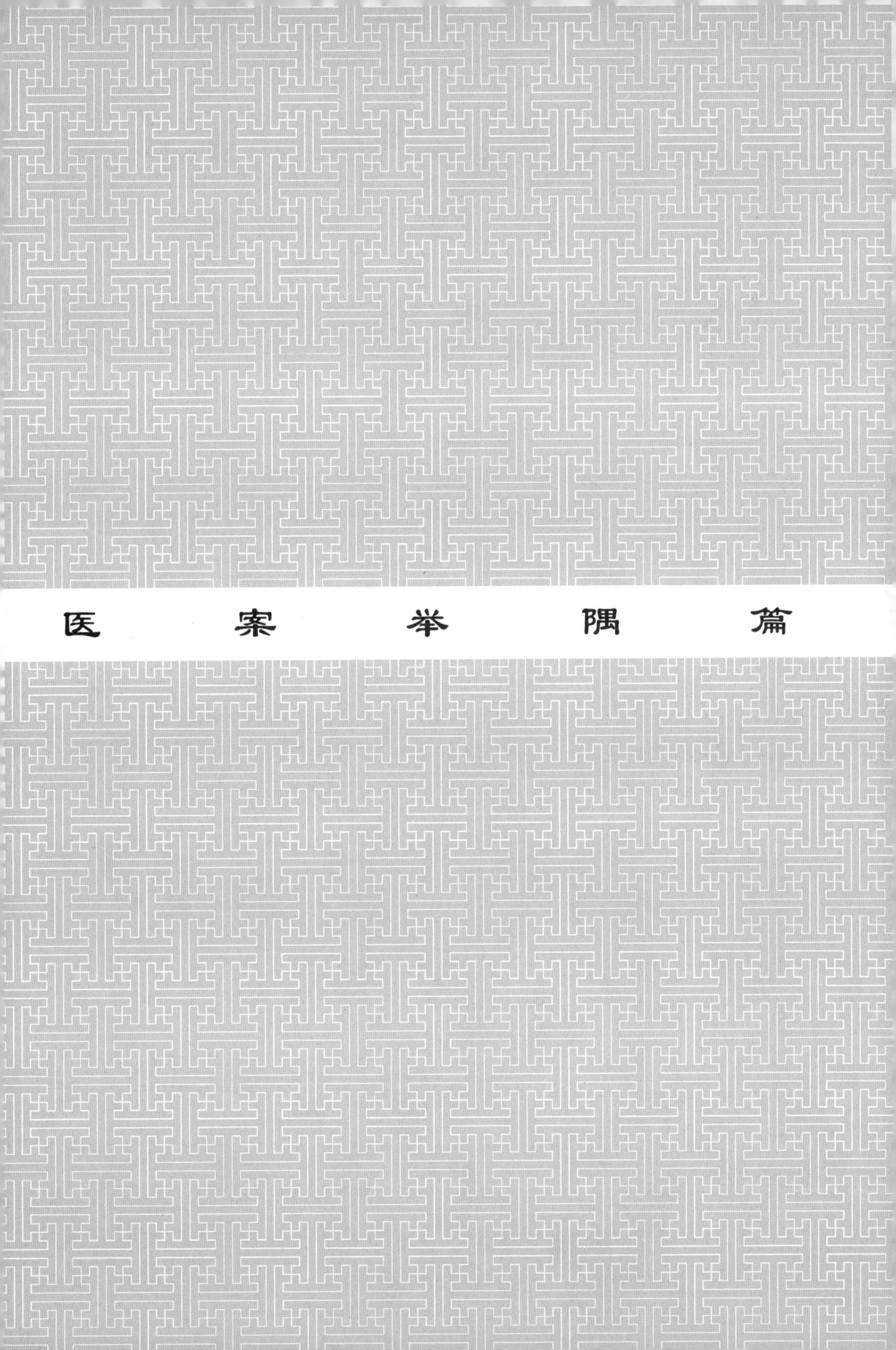

医 案 举 隅 篇

第一章　肺系疾病

第一节　感　冒

病案一

高某，女，35 岁，干部，1986 年 2 月 21 日初诊。

2 周前出差时感寒，鼻塞、流涕、咳嗽、痰薄白，恶风，太阳穴痛，心悸，口干苦，舌质淡苔白厚浊，脉细滑数（脉率 102 次 / 分）。证为外感寒邪，郁于少阳经脉，方取银翘散合小柴胡汤加减。处方：

毛柴胡 5g　清半夏 6g　桔梗 6g　连翘 9g
潞党参 12g　白茯苓 9g　麦冬 9g　枯黄芩 6g
荆芥穗 5g　炙甘草 5g

3 剂。

二诊：太阳穴痛瘥，心悸稍定，口微干，鼻塞，痰少，舌苔转薄白，脉细弦滑（脉率 86 次 / 分），守上方加减。处方：

毛柴胡 5g　清半夏 6g　桔梗 6g　枯黄芩 6g
白茯苓 9g　潞党参 12g　麦冬 9g　炙甘草 5g

3 剂。

三诊：无不适，唯口干，舌质淡红苔薄白，脉细滑（脉率 72 次 / 分）。再守前法前方加减。处方：

潞党参 15g　麦冬 9g　杭白芍 6g　生地黄 12g
白茯苓 9g　桔梗 6g　炙甘草 5g

3剂后告愈。

按 此为外感风寒之邪郁于胆经，少阳经脉受邪，出现太阳穴疼痛，口干苦，脉细数，舌苔厚浊。先以小柴胡汤合荆防散加减以和解少阳，清轻疏表，后以益气养阴为治而取效。或问：外邪所受，疏风解表方为正治，此反补虚，岂不让邪实更甚？曰：此虽受风寒之邪，但伤及心阳，见心悸、口干、脉数。以参、麦补心气、固心阳、养心阴，小柴胡汤和解，邪去而不伤正。药后表证解，心悸定，再以炙甘草汤养阴护心调后，使邪不内传于心包，服药9剂后告愈。

病案二

连某，女，16岁，中学生，1994年7月初诊。

1周前户外活动后感冒，咽喉疼痛，头晕、发热38℃，轻咳，痰少，即往某省级医院门诊治疗，检查血常规正常，诊断为病毒性感冒，急性咽炎，给予3天抗生素口服，并嘱多饮水。当天服药后热退，但旋即又起，仍头痛咽痛，乏力无汗，特别每到傍晚发热，体温升至39.5℃，出现神志模糊，语言不清，父母即将其送往某医院住院治疗。检查血常规：正常，血培养无异常，仍予抗生素静脉滴注。住院1周之间，每至傍晚即发热，热则神志不清，或迷糊乱语，甚则烦躁，挣扎起床欲开窗跳楼。住院医师急请笔者会诊并汇报病情：目前患者诊断为感冒，并怀疑是否为失恋而致癔症？笔者视患者闭目嗜睡状，或神志不清，胡语，微汗出，咽红口臭，口干烦躁，尿黄，体温39.5℃。其母诉每年均因咽痛发热1次。考虑风热外感，冒暑受邪，邪火内炽，热扰神明。治法应辛凉清化，苦甘泄热。处方：

生栀子9g	淡豆豉9g（后入）	大青叶12g	桔梗9g
甘草3g	生石膏24g（先煎）	活芦根18g	连翘9g
荆芥5g	枯黄芩6g		

2剂。

当晚嘱值班护士急煎上方服1剂。下夜3点告知汗出渗衣，热退至37.3℃，神志清醒，对答如常。隔日查房，诉：头晕、头痛、咽痛消失，但口干乏力，纳食无味，舌质偏红苔薄黄，脉细滑。考虑病程10余日，当值盛夏，暑热伤及气阴，再予解暑清热、养阴益气调治。处方：

北沙参12g　大青叶9g　连翘9g　荆芥5g

活芦根18g　枯黄芩6g　玄参9g　桔梗9g

杭白芍9g　鲜荷叶12g

3剂。

患者服药2剂后出院，正常上课。

说来也巧，十余年后该患者偶遇笔者女儿郑婉如医师，告知已结婚生子，子女体健，并每年一发的咽炎发热症状从此断根，未有发作。

第二节 喉 痹

病案一

陈某，男，53 岁，干部，1976 年 1 月 23 日初诊。

患者任教讲课，时常感咽喉不爽，似有物塞，某医院五官科诊断为慢性咽炎。月前因感冒，咳嗽，遂生胸闷，胸骨后疼痛，进食或吞咽时胸骨后有紧痛感，但吞咽无阻。近日尚有咽痒，咳声不爽，痰少，口不甚渴，食欲、二便均正常。舌质红，苔浊根微黄，脉弦缓。望诊见咽后壁滤泡增生，充血明显，胸透及吞钡检查无异常。拟诊：喉痹。证属久病及阴，虚火上炎，适因外感诱发，一阴一阳结为喉痹。治宜“急则治标”先投疏风散邪，佐以滋阴清热。处方：

大青叶 9g 荆芥穗 5g 连翘 9g 鲜竹茹 9g

全瓜蒌 15g 蜜薄荷 3g 玄参 9g 盐枳壳 3g

甘草 3g

3 剂。

二诊：药后胸痛明显减轻，吞咽时已无不适，仍有轻咳，咽部轻度充血，舌脉同前。药已中病，仍照前方加蒺藜 9g，嘱进 3 服，尽后诸恙皆除。

病案二

冯某，女，48 岁，话剧演员，1986 年 3 月 12 日初诊。

素有咽炎病史。近因排练工作较忙，上周不慎外感，自服银翘解毒片及中药后症状稍有减轻，但咽痛、声音嘶哑，轻咳症状不减。头痛，怕风，口干，咳嗽，痰少色白质黏。舌质偏红苔薄白，脉细弦滑。查咽红、咽后壁滤泡增生。拟诊：喉痹。处方以桔梗甘草汤加荆芥、连翘、大青叶，服3剂，以疏风清热利咽。

二诊：诉服药后咽痛、咳嗽减轻，但前额闷痛，乏力，口干咽干不适，寐欠安，心烦，二便正常。舌质红苔少，脉细弦滑。此因长期工作繁忙或熬夜，将届七七之年，肾阴虚损，方取辛芷六味合桔梗甘草汤加减，以滋肾养阴、清热解毒。处方：

北细辛 2.5g　白芷 3g　生地黄 9g　淮山 12g

光泽泻 9g　牡丹皮 6g　白茯苓 9g　桔梗 9g

山萸肉 9g　玄参 9g　大青叶 9g　甘草 3g

3剂。

3剂药后，诸症消失。嘱注意尽量低声少言，防止感冒，禁食辛辣刺激食物。

按　慢性咽炎隶属祖国医学“喉痹”范畴。临床表现为咽喉不爽，或疼痛，时有物阻感，甚者可伴有胸骨后疼痛，多言则失音，每于外感诱发则症状加重，检咽喉壁滤泡增生。此病属小疾，虽无伤大体，但欲求速愈，亦非易事。对教师、演员、营业员等以“声”为职业的患者而言，则是难以忍受的病苦。笔者治这类疾病，将其分为虚实两类。实者，外感诱发，热毒陷于厥阴之分，治宜清热泻火利咽，自拟清热利咽汤加减；虚者，阴亏火旺，虚火上炎，治宜滋阴泻火，辛芷六味汤加减。

自拟利咽汤：大青叶、荆芥穗、连翘、桔梗、甘草、马勃、牛蒡子、玄参。方解：方中荆芥疏风利咽，配以大青叶清热解毒，治疗咽喉肿痛效果尤佳。桔梗配甘草（桔梗甘草汤）功专利咽以消肿，更以连翘清心泻十二经之火，马勃利咽止痛，牛蒡子疏风清热，玄参清热养阴，散结消痈。全方功专清热解毒利咽，又具疏散风热之功。对于外感诱发之喉痹，表邪未解里热内盛者疗效尤佳。

辛芷六味汤：北细辛、白芷、淮山、牡丹皮、山萸肉、光泽泻、熟地黄、白茯苓。方解：六味地黄汤乃滋肾养阴之剂。《黄帝内经·灵枢》“经脉第十”：“肾足少阴之脉……循喉咙挟舌本，其支者从肺出络心，注胸中。”思慢性咽炎，久病必虚者，阴虚则火旺。肾足少阴之脉循喉咙，肾阴虚使然，治病必求于本，以六味地黄汤滋肾养阴，加细辛、白芷引药上行于咽以达病所。加减：热毒盛者，可加卤地菊、蒲公英；胸痛者可加全瓜蒌；痰多黄稠者加竹茹、枳壳。

第三节　鼻　渊

病案一

胡某，女，15 岁。

因新感延治而致头晕重，鼻塞不通，涕稠色黄绿，香臭不闻，口苦，口干思饮，舌红苔薄黄，脉弦滑。证属风热之邪壅塞肺窍，治宜疏风散热，通鼻清渊。投加味苍芷散，3 剂，症减，6 剂获安。

病案二

林某，男，72 岁。

年逾花甲，素有鼻渊。因感风寒而诱发，淅淅恶风，喷嚏，流绿涕易出，头晕空洞感，口干不喜饮，二便尚调。证属营卫不和，治宜调和营卫，佐以宣肺利窍，方取桂枝汤合苍芷散加减，3 剂获愈。

按　鼻渊又称脑漏，今名鼻窦炎。以涕黄绿腥臭、头晕重痛为特征。本病多由外感失治转化而成。初病者风火湿热为多，病久者辄多涉虚。笔者治此病，以新病正气未虚，见舌红苔薄黄者，投加味苍芷散治之，每多获效。处方：辛夷花、白芷、苍耳子、薄荷、蚕沙、枯黄芩、苦丁茶、生栀子、竹茹。鼻塞甚者加石菖蒲，肺热甚者加桑白皮。盖手太阴肺开窍于鼻，而足阳明胃之脉挟鼻上行，故以白芷入阳明，疗风祛腐；辛夷花入手太阴，消涕止渊；苍耳子善通顶脑，去鼻中恶肉死肌；薄荷气味俱薄，能清至高之风热；蚕沙燥湿，分清泌浊；苦丁茶清肺胃之热而醒脑；枯黄芩、生栀子清上焦风热；竹茹清热化痰，石菖蒲芳香开窍；桑白皮清热泻肺，合而用之，共奏辛散风火，清热化湿之功。病久涉虚者，多兼营卫不和，以反复罹感而诱发鼻渊为特征。其所出之涕虽黄绿，但色淡而稀，且伴有面色苍白、喜温恶寒等，舌质淡红苔白。笔者治此型常以桂枝汤合芷辛散调之。处方：桂枝、酒白芍、炙甘草、鲜竹茹、白芷、辛夷花、苍耳子、薄荷、蚕沙、苦丁茶。方中以白芷、辛夷花散风热，清涕止渊，加竹茹清热化痰；苦丁茶苦寒清风热而醒脑；桂枝汤调和营卫，盖营卫和则外邪不得内侵，宿疾无诱因则不发耳。

此外，对鼻渊患者嘱以蒸汽吸入配合中药治疗，则可提高治疗效果。具体做法将毛巾浸入热水中取热湿毛巾捂鼻子深呼吸15分钟，亦有疗效。

第四节　咳　喘

吴某，女，36岁。

素罹喘疾，感寒复发。喘咳喉鸣，痰若白沫，咳之不爽，恶寒无汗，恶心欲吐，溲频，苔白而润。证属寒喘，寒邪引动伏饮。遂投三拗汤合二陈汤加减，处方：

蜜麻黄 3g　　苦杏仁 5g　　陈皮 3g　　清半夏 6g

白茯苓 9g　　浙贝母 9g　　桔梗 9g　　甘草 3g

3剂服尽后，不汗出，恶寒除，喘咳反剧，气逆不得平卧，舌尖赤，脉浮数。何以汗之不汗，反生热象？细思之：时值隆冬，朔风凛冽，瑞雪纷飞，历年罕见。气候虽冷，然冬至一阳生，邪既不从汗解，则能乘阳热化。既已化热，不可更汗，当先清热化痰，改投温胆汤合三子养亲汤加减，处方：

紫苏子 9g（布包）　　莱菔子 9g（布包）　　石菖蒲 3g（后入）

白茯苓 9g　　枳壳 5g　　清半夏 6g　　百部 9g

浙贝母 9g　　桔梗 9g　　土胆星 3g　　鲜竹茹 9g

药进3剂，喘减咳增，口干而黏，痰黄难咳，舌红苔黄，热势更剧。检查血常规：白细胞计数 15.4×10^9/L，中性粒细胞比例 91%，淋巴细胞比例 9%。胸透提示急性支气管炎伴左侧胸膜炎。喘属阴，咳属阳，今喘减咳增，乃邪从阴出阳，属于佳兆，然痰热互虐，壅阻肺窍，遂改清热解毒、泻肺化痰之千金苇茎汤加减，处方：

鲜竹茹 9g　　薏苡仁 9g　　鲜苇茎 12g　　桃仁 3g

冬瓜仁 9g　　枯黄芩 6g　　土胆星 3g　　玄参 9g

浙贝母 9g　　紫苏子 9g（布包）

连服 7 剂，热势方折，唯余咳痰黄白相兼，纳呆涎泛，此乃寒凉碍胃，中枢不运，转治运中化痰。投温胆汤合苏子蒌贝加减，处方：

鲜竹茹 9g	白茯苓 9g	浙贝母 9g	瓜蒌 18g
清半夏 6g	土胆星 3g	漂白术 5g	枳壳 5g
桔梗 9g	紫苏子 9g（布包）		

连服 3 剂，复查血常规：白细胞计数 $6.8 \times 10^9/L$，中性粒细胞比例 72%，淋巴细胞比例 26%，嗜酸粒细胞比例 4%。喘平咳减，寝食二便自调，续服 3 剂诸恙悉愈。

本案风寒咳喘，汗之不解，乘阳化热，热势鸱张，猛投千金苇茎汤，直折其热，盖脾为生痰之源，肺为贮痰之器，故终以运中化痰而收功。可见辨证贵知微，证变法亦变，不可墨守成规。

第五节　肺　癌

病案一

牛某，男，68岁，离休干部。

患者于1984年底发现肺癌，1985年10月在上海市肿瘤医院（现为复旦大学附属肿瘤医院）诊为肺癌晚期，仅予化疗。第一次感觉无不适。第二次体力不支而中止。医生告其家属癌症已扩散，生存期不超过3个月，即刻返榕住入某省级医院。1986年春节邀笔者诊治。笔者视其消瘦乏力，声息低微，纳差口干，咳嗽，咳泡沫痰及血痰，气喘胸闷痛，大便不畅，舌质暗红苔黄腻，脉细小，时有结代。辨证为肺脾气虚，痰湿内停。脾虚则水谷不运，精微不布，痰湿更易滋生；中气不足，无以培金则肺气更虚，故治肺必先治脾。方取补中益气汤、升阳益胃汤等反复加减应用，以补脾益气，润肺化痰。处方：

生黄芪18g　漂白术6g　潞党参15g　升麻3g
白头翁9g　天花粉9g　薏苡仁9g　百部9g
仙鹤草15g　清半夏6g　白花蛇舌草15g

每日1剂。

并嘱常服西洋参。

二诊：治疗近半年，纳增体壮，气喘平息，行动如常人，但仍偶见咳嗽咳痰带血，遂转以养阴润肺、止咳化痰为治。方取百合固金汤加减，处方：

杭白芍6g　百合12g　当归6g　麦冬10g
川贝母6g　生黄芪15g　桔梗6g　玄参10g
生熟地各9g　白头翁9g　薏苡仁9g　甘草3g

每日1剂。

服药期间，或有咳血。1987年初咳出一片硬物后胸口感觉爽快，将此硬物送病理检验，报告为癌组织。如此反复采用健脾润肺法治疗，体形渐趋丰满，症状稳定。近来经常咳出小片硬块组织，一年之间累计约有半个巴掌大。将此咳出硬块组织送病理科检验，均为肺癌坏死组织，胸透、CT检查未见癌组织。经治疗5年，病情稳定，未见复发。

病案二

王某，男，55岁，武警干部。1986年4月请笔者会诊。患者于1985年底发现咳痰带血，胸闷痛，1986年1月6日经气管镜、CT检查诊断为肺癌，于1月8日行肺癌切除术。术后每化疗1次则感疲乏无力，恶心纳差，口干不喜饮，体瘦，面色㿠白，咳嗽，胸痛，大便溏薄，舌质红苔薄白，脉细小。血检白细胞计数降至2.0×10^{9}/L以下。患者担心承受不了化疗方案（第1年4次，第2年3次，第3年2次，第4年1次），故特请笔者用中药配合治疗。脉证互参，辨证为中气受损，运化无权。化疗则玉石俱焚，耗伤气血精微，故见神疲纳差，应治以补养气血、健脾益胃，佐以润肺养阴，使正气渐复而邪气自却。方取补中益气汤合百合固金汤加减，处方：

生黄芪18g　漂白术6g　潞党参15g　升麻3g
生熟地各9g　薏苡仁9g　麦冬10g　陈皮3g
阿胶9g（烊冲）　白花蛇舌草15g　白头翁9g

每日1剂。

每服药后，白细胞回升且诸症减轻，使其能顺利完成整个化疗过程。1989年1月为最后1次化疗，则4年来整个化疗过程结束，可属临床治愈。目前患者一如常人，未见反复。

病案三

张某，男，50岁，工人，1985年6月初诊。

患者今年3月份在某医院诊为肺腺癌，因其不愿接受手术，遂转笔者诊治。症见咳嗽，声哑，时见痰血，胸闷疲乏，口干喜饮，纳少，汗多，二便尚可。舌质红苔黄，脉细弦。辨证为气阴两虚，应治以益气养阴，润肺化痰，佐以消积。方取百合固金汤加减，处方：

百合9g　生熟地各10g　川贝母6g　玄参9g

桔梗6g　仙鹤草15g　生黄芪15g　薏苡仁9g

麦冬9g　生牡蛎24g（先煎）　白花蛇舌草15g

每日1剂。

并嘱每早服薏苡仁汤，每周两次服生晒参、潞党参代茶饮，双补五脏之气阴。

3年来仅感疲乏，咳嗽一二声，仍然边上班边服药，症状稳定，未见复发。1989年夏因他病前来就诊，见其面润体丰，问服何药，其答，常服最后新开的处方，又工种换传达室比较清闲些。问其肺部疾病如何，其答无所苦。嘱其再次复查肺癌病灶。15年后途中特意转到医院看望笔者并再三表示感谢。视其如常人，身体康健。

病案四

郑某，男，76岁，离休干部，1986年6月初诊。

患者于1985年底在某公费医疗门诊部拍片诊断为肺癌，家属瞒其病情，不接受手术及化疗、放疗，于1986年6月转笔者诊治。症见头晕耳鸣，脘胀纳呆，消瘦，溲赤，气促咳嗽，面色无华，神疲乏力，步履不坚而卧床，脉细弱，苔薄质淡红。证属脾肺之气受损，元气大虚，应治以健脾益气，养阴润肺。处方：

生黄芪18g　漂白术9g　麦冬9g　潞党参24g

炙甘草 5g	熟地黄 24g	百合 9g	仙鹤草 15g
白茯苓 10g	薏苡仁 10g	陈皮 4g	西洋参 4g

每日 1 剂。

服药后体力渐复，目前已能行动，3 年来未见病情恶化，仍在治疗观察中。

病案五

贺某，男，84 岁，离休干部，1986 年 8 月初诊。

患者素有肺结核史，1986 年初发热，咳嗽，身疲，胸闷气喘或间见咳痰带血，经拍胸片、CT 检查为右肺癌伴有胸腔积液。老人脾性固执不肯住院，保健科遂组织以某省级医院为主的家庭病床专家治疗小组治疗贺某，邀笔者参加。贺老对祖国医学特别感兴趣，因此中药方面由笔者诊治。初时只予健脾益气、润肺化痰法，治之颇效。六七月间福州气候炎热，即往鼓岭避暑，而以气功治疗。8 月初其保健医师谓其近日病状不佳，午后发热 38 ～ 39℃，咳嗽咳痰、咯血，胸闷气喘，面色欠华，神疲懒言，纳食不馨，舌苔厚腻，邀笔者往诊。按右三部脉濡滑，左三部细软（左腕负伤史），此湿困脾阳，运化失输，病久体弱，以体虚挟感论治，应予李东垣清暑益气汤原方。在座医师不解其意，笔者曰："在天为暑，在地为湿。"人在气交之中，暑湿互侵。鼓岭气温，朝夕多变，患者形寒喜温，不适应外界气温变化与空调潮湿，湿蕴中焦，暑伤气分，故体温流连而不解。处方：

生炙芪各 9g	当归 6g	潞党参 9g	神曲 9g
羌独活各 3g	麦冬 9g	五味子 3g	葛根 9g
青陈皮各 3g	苍术 5g	光泽泻 9g	黄柏 9g
炙甘草 6g	升麻 3g	红枣 1 枚（擘开）	生姜 1 片

7 剂。

并嘱西洋参一味代茶。

服药 3 剂后体温逐渐恢复正常，知饥索食，尽剂后能起坐和散步。在鼓岭期间，多用补中益气、升阳益胃之类调治，使其体质渐壮。秋凉返榕后，每周邀笔者及某省级医院医师巡视诊察 1 次，中药仍用健脾润肺法。处方：

生炙芪各 9g	漂白术 5g	百部 9g	麦冬 9g
白头翁 9g	川贝母 6g	百合 9g	淮山 9g
熟地黄 9g	薏苡仁 9g	桔梗 9g	甘草 3g
白花蛇舌草 12g			

每日 1 剂。

并嘱常服西洋参、生黄芪两味代茶，片仔癀 1 粒分 5 次服，每日 1 次开水送下。

至 1987 年底，患者气色转荣，肌肉丰满，精神体力尚健。到除夕自食狗肉，春节期间参加团拜时发言达半小时之久，交往频繁，诱发肺炎，发热 14 天，用西药抗生素治疗热不退。笔者认为多言伤气，故又用甘温除热法，投以补中益气汤而热退。静养兼旬，参加会议，各位同志为其身体康复而祝贺，至 3 月底整理行装准备往北京开会，然再次发热，某省级医院专家诊断为肺癌并发肺炎，从此病情急转直下，医治无效，于 1988 年 5 月 6 日逝世，享年 86 岁。

在临床中，笔者体会到忌口和戒烟、酒对本病有一定好处，如鸡、羊、狗、猪头肉，以及烟酒等会诱发痼疾。其次，精神因素与疗效好坏亦有很大关系。心理、社会因素对肿瘤病的发生、发展有很大的影响。比如病案三，生活条件较差，但对肿瘤疾病持乐观态度，历时十数年仍在工作而存活率更长。因此，在对祖国医学研究的同时，要加强精神医学和社会医学的研究。《黄帝内经》早已指出：“恬淡虚无，真气从之，精神内守，病安从来。”国外曾有报道经病理组织学确诊无疑的癌病，可得到自然获愈而“脱癌”，故无需谈癌色变。因而治病一定要立足于从整体的、全面的观点出发，扶正祛邪，保持乐观情绪，调动身体内在的积极因素，来达到消除肿瘤的目的。今引5例，有成功与失败的转归，总结经验与教训，愿与同道再接再厉，共同探讨。

第二章　心脑疾病

第一节　胸　痹

病案一

郑某，男，63 岁，农民，1984 年 3 月 9 日初诊。

患者高血压病已多年，1 年前因心肌梗死住院，经治痊愈。近 2 ～ 3 个月来时发胸痛，本月 7 日疼痛加剧，痛时放射至左肩胛区及左手臂内侧，持续时间较长，伴胸闷喜叹息，寐可，大便成形，日行 2 ～ 3 次，小便正常。舌质暗红苔黄厚，脉细涩。心电图提示窦性心律，陈旧性前间隔心肌梗死可能，左心室肥厚，冠状动脉供血不足。证属胸阳痹阻，气滞血瘀，治宜温通胸阳，活血化瘀。处方：

炙甘草 5g　桂枝 4g　川芎 5g　赤芍 6g

当归尾 5g　降香 5g　丹参 10g　桃仁 3g（杵）

全瓜蒌 18g　薤白 9g

5 剂。

药后胸闷、胸痛明显减轻，但未尽除。思患者久痛入络，当佐通经活络之品，于上方中加入地龙干一味续服。前后服药共 20 剂，胸闷、胸痛完全缓解，随访半年无复发。

病案二

沈某，男，58 岁，干部，1987 年 3 月 6 日初诊。

患者冠心病史已数年，常感胸闷、心悸，时见胸前隐痛。连日来过度劳累，胸痛加剧，痛如针扎，伴耳鸣，痰多白黏，不易咳出，纳少，寐尚可，大便溏薄。舌暗，舌系带紫，苔薄白，脉迟缓结代。心电图提示频发房性期前收缩。证属脾虚不运、痰瘀互结羁留血脉。急则治其标，先以温通为治，续以健脾化痰，方取宣痹止痛散加减。处方：

全瓜蒌 18g	薤白 9g	川芎 5g	赤芍 6g
当归尾 5g	降香 5g	丹参 10g	清半夏 6g
太子参 9g	桂枝 4g	炙甘草 5g	桃仁 3g（杵）

5 剂。

服药后胸痛基本消除，治转求本。再投参苓白术散健脾和胃。上方去炙甘草、降香，加漂白术 5g、白茯苓 9g。药后 7 剂，大便成形，胸闷减轻，唯痰仍多，舌质暗，脉时有结代，遂改健脾燥湿化痰，取十味温胆汤加减，处方：

丹参 9g	潞党参 12g	郁金 9g	干竹茹 9g
桃仁 3g	清半夏 6g	桂枝 3g	漂白术 5g
枳壳 6g	白茯苓 9g	远志 3g	石菖蒲 3g（后入）

每日 1 剂。

服药 20 余剂，痰量明显减少，心悸、脉结代基本消失，嘱续服一周以巩固疗效。

按 本案痛时以温通为治，痛缓解后寻得病根乃痰饮作祟，思脾为生痰之源，故以健脾化痰为续，药证相切，故获效良佳。

病案三

阮某，男，62 岁，干部，1986 年 12 月 22 日初诊。

患者胸闷憋气，善太息，右胁肋疼痛已十余年，曾经某省级医院确诊为冠心病、胆囊炎、胆石症。连日来，入夜则发胸痛，痛如针扎，并放射左侧背部，每次持续 3 ～ 5 分钟，需口含硝酸甘油片方可暂时缓解，且伴头晕，胸闷紧束感，痰涕黄稠，咽干喜饮，大便不成形，日行 2～3 次，小便正常。舌淡红边有瘀斑，苔薄白，脉涩结代。证属胸阳痹阻，气血瘀滞，治宜温通胸阳，活血祛瘀。处方：

当归尾 5g　　丹参 10g　　降香 5g　　全瓜蒌 18g
清半夏 5g　　薤白 9g　　赤芍 9g　　白茯苓 10g
紫苏梗 5g　　川芎 3g　　甘草 5g

3 剂。

二诊：药后胸痛程度及疼痛次数逐减，药尽服后胸痛已除，但仍有胸闷气短，痰涕多，苔白厚，脉涩。疼痛既除，治转求本。析上述诸症乃痰瘀互阻之候，治宜燥湿化痰，活血化瘀为治。处方：

清半夏 6g　　陈皮 4g　　白茯苓 10g　　降香 5g
紫苏梗 10g　　丹参 10g　　苦杏仁 5g　　川芎 4g
川厚朴 5g　　甘草 4g

5 剂。

随访 2 年胸痛未发。

按 病后将息：生活起居保持规律，经常保持心情舒畅，避免愤怒忧伤等情绪激动，有充足的睡眠，每天保持一定时间的户外活动，如散步、太极拳、甩手等。饮食宜忌：禁烟，烟内所含尼古丁有致冠状动脉痉挛作用，以不吸为宜。酒、茶少量应没有什么不良的影响，但不宜酗酒、饮烈性酒，提倡饮食清淡，多食蔬菜、水果、豆类，适量食高蛋白食物，严禁暴饮暴食，以免引起心绞痛及心肌梗死复发。

第二节　心　悸

病案一

陈某，女，20岁，1974年9月16日初诊。

心悸，眩晕，呕水，夜间烦躁啼哭。时有鼻衄，口臭，舌质偏红苔黄厚，脉弦数。心电图提示窦性心动过速，心率118次/分。脉证合参，属于水气上乘，胸阳被遏，心不自安，使人有怏怏之状，常筑然动，是为悸。湿、水、饮一源三岐，借居上焦，阳气不能升发，则头眩晕；清阳偶弛，饮停不化致胃逆而呕水；水为阴邪，夜静为阴，以阴遇阴而心系急则悲，故夜间烦躁啼哭；足阳明胃经脉荣于面，挟鼻，开窍于口，络通于心，心主畏水，火离本位而热气必假道胃络以出其窍，故见口臭、鼻衄；苔厚为湿，弦为阴脉，数乃心系急，为虚热之象。治以补心安神，健脾祛湿。方取甘麦大枣汤加味治之，处方：

炙甘草 9g　浮小麦 15g　五加皮 9g　生龙牡各 30g（先煎）
漂白术 6g　川黄连 2g　吴茱萸 2g　红枣 5 枚（擘开）
淮山 15g

2剂。

二诊：服上方2剂后，症状锐减，心悸稍平，但纳食不馨。舌苔微黄，脉弦滑。病情已有转机，而水未化气，去五加皮，加熟附子以扶阳，使水从表除不从里泄。处方：

炙甘草 9g　浮小麦 15g　熟附子 5g　漂白术 9g
淮山 15g　吴茱萸 3g　川黄连 2g　红枣 5 枚（擘开）
生龙牡各 18g（先煎）

2剂。

三诊：服上方后诉呕水已蠲，眩晕若失，心悸转宁，唯剧烈活动后还觉心悸。今早骑自行车来就诊，精神愉快。舌苔微黄，脉象弦细，脉搏86次/分。复查心电图：正常。按前方去川黄连，加酒白芍敛其外散之气，白茯苓渗湿以祛水。处方：

炙甘草9g　浮小麦15g　熟附子5g　漂白术9g

白茯苓9g　吴茱萸3g　酒白芍9g　红枣5枚（擘开）

生龙牡各18g（先煎）

2剂。

前后就诊三次，服药6剂，心悸完全消失，停药观察一旬，于10月恢复全天工作。

按 心悸又名怔忡，其病因有气虚、血虚之分，属饮、属火之殊。本例患者为水停心下，侮其所胜，属于“饮”的范畴。“水停心下悸”，不用苓桂术甘汤而用甘麦大枣汤为主者，乃室女心跳过速，夜间烦躁啼哭，心系急则悲故也。取其甘以缓急，配以龙牡收敛浮越之正气，推挽空灵之阴阳，为补心安神之剂；重用漂白术除脾湿，固中气使水有所制；川黄连、炒吴茱萸化阴凝为阳和，用以止呕。二诊去五加皮加熟附子，术、附同用并走皮中以除水气；三诊去川黄连加酒白芍，酒白芍伍炙甘草、熟附子以安内，熟附子亦可攘外，炙甘草又以和中，旨在敛戢真阳，使水得化气；悸者心受水凌，加白茯苓以祛水，水祛则神安而悸自愈。

病案二

刘某，男，35岁，在职干部，1997年4月17日诊。

因感冒后诱发病毒性心肌炎已3个月，曾往某省级医院住院治疗，症状好转后方出院1周。刻下：心悸头晕，上楼则气促，胸闷，咽红但不甚疼痛，口干，寐欠，手心汗出，自觉心悸较多，纳食一般，二便正常，稍动则觉十分疲乏，舌质偏红苔微黄，脉细弦结代。心电图示心肌供血不足，偶见室性期前收缩，6次/分，柯萨奇病毒IgG(+)。中医诊断：心悸。辨证为因受外感六淫之邪，热入心经，心阴受损，心神被扰，脉运无力之气阴两虚证，当治以益气养心，宁心安神。处方：

生黄芪24g　桂枝5g　天麦冬各9g　五味子3g

太子参15g　炙甘草6g　生熟地各9g　板蓝根12g

生龙牡各18g(先煎)

14剂。

二诊：服药后症状锐减，心情紧张时或觉心悸、胸闷。守上方加降香5g、杭白芍9g，续服2周。

三诊：症状基本消失，复查柯萨奇病毒IgG(-)，心电图示正常，心功能恢复。嘱注意预防感冒，劳逸结合，效不更方，继服药2个月以巩固疗效。

按　病毒性心肌炎也多见心悸症状，但其有特殊的病毒感染过程，后遗症多为心气不足、心阴虚损，治疗以益气养阴为主，通络清心为辅，用“参麦饮”为主方加减治疗。方中人参大补元气，以加强心肌营养，恢复心脏功能，改善胸闷、气短等心气不足；炙甘草、桂枝可通阳化气复脉；白芍柔阴行血；板蓝根增强抗病毒能力，诸药共用，益气养阴，清心通络，提高细胞免疫功能，抑制病毒在心肌细胞内的增殖，减轻心肌细胞炎性水肿，使心肌功能得到改善，为阻止心肌病的发生发展起到重要作用。

病案三

陈某，女，42岁，职工，1992年5月12日初诊。

3个月前因淋雨感冒后出现胸闷气短，心慌心悸，头晕乏力，下肢水肿，在某省级医院住院20余日出院，诊断为病毒性心肌炎。辰下：心慌胸闷，头晕乏力，行走则气喘，痰白，口不干，晨起面浮肢胀，二便正常，舌淡苔白，脉濡缓、结代。中医辨证为水气凌心、心阳被遏、气血虚损。治以温阳益气、行水通脉。处方：

生炙黄芪各12g　怀牛膝9g　桂枝5g　当归9g
西洋参6g（另炖）　五味子5g　麦冬9g　大青叶9g
生龙牡各12g（先煎）　生熟地各9g

7剂。

二诊：诉服药1周后心慌心悸症状明显减轻，水肿消失，守上方续服两周。嘱气候变化防止感冒。

治疗半年后，经复查柯萨奇病毒阴性，可证治愈。随访2年，症状无复发。

第三节 眩 晕

病案一

李某，男，52岁，教师，1994年4月8日初诊。

月余来因工作压力较大，头晕，头胀，面红，耳鸣，入睡难，夜寐多梦，心烦性急，口苦，口干，口臭，纳食正常，但有饥饿感，大便干结，尿黄。舌质暗红、苔黄厚，脉弦数有力。伸手诊脉时有细微震颤，测量血压160/110mmHg，诊断为高血压病。此为肝火上炎、肝阳亢盛，应以清热泻火、平肝潜阳为治。方取石决龙牡汤加味，处方：

石决明24g（先煎） 丹参9g 怀牛膝9g 赤白芍各9g
车前子9g（布包） 钩藤6g 活芦根18g 盐知柏各9g
生龙牡各18g（先煎） 全瓜蒌18g

3剂。

二诊：诉头胀、心烦、耳鸣、面红、饥饿感消失，小便转清，大便通畅，但仍有头晕，手指轻微细颤，口干，入睡难，易醒，舌质暗红苔薄黄。测血压150/95mmHg。此为肝阳上亢，肝阴耗损，虚风内动，治以平肝潜阳、养阴熄风。仍取石决龙牡汤加味，处方：

石决明24g（先煎） 丹参9g 怀牛膝9g 猪茯苓各9g
珍珠母18g（先煎） 天麻9g 地龙干9g 赤白芍各9g
生龙牡各18g（先煎） 生地黄12g

3剂。

三诊：头晕、口干、手指细颤消失，睡眠好转，能安睡6小时，纳食、二便正常。舌质转淡，苔薄白，脉细弦。血压140/80mmHg。再守平肝潜阳法，加以滋肝养阴，巩固疗效。处方：

石决明 18g（先煎）　　生熟地各 9g　　怀牛膝 9g　　赤白芍各 9g
珍珠母 18g（先煎）　　天麦冬各 9g　　豨莶草 12g　　丹参 9g
生龙牡各 18g（先煎）

5 剂。

按 肝火上炎、肝阳上亢、上扰清阳则为头晕耳鸣；肝火冲逆、胃火炽盛则多食善饥，口干口臭；肝阳亢反以劫阴则口苦口干、溲黄、大便干结；阳亢损阴，神不能安则烦躁不寐。故初诊、二诊以平肝潜阳、熄风清热为治。此后显现阴血虚损之证，应知肝血虚损，血不养肝，肝阳亢盛，亦见诸症，故以平肝潜阳、滋肝养阴以善其后，使高血压头晕头胀、不寐耳鸣、口干烦躁消除颇速。

病案二

赵某，女，46 岁，公司职员，1996 年 10 月 12 日初诊。

头晕、头痛、头重连及后项，肩背痛，手指尖麻木感，胸闷气短，纳呆欲呕，形体肥胖，行走飘浮感，二便正常。舌质暗苔黄厚腻，脉细弦滑。检测血脂偏高，测血压 160/100mmHg。诊断为高血压病。证属痰湿痹阻清窍，治以祛痰化湿、行痹通瘀。方取石决龙牡汤合半夏天麻白术汤加减，处方：

石决明 24g（先煎）　　丹参 9g　　怀牛膝 9g　　清半夏 6g
车前子 9g（布包）　　天麻 9g　　漂白术 6g　　豨莶草 12g
石菖蒲 3g（后入）　　桑枝 12g　　葛根 9g　　生龙牡各 18g（先煎）

3 剂。

二诊：胸闷气短、纳呆欲呕减轻，仍头晕而蒙，肩背后项不适，手指仍有麻木感，口干，二便正常，舌质暗苔黄，脉细弦。血压 140/90mmHg。症有转机，仍治以祛痰化湿、行痹通瘀。处方：

石决明 18g（先煎）	怀牛膝 9g	丹参 9g	桑枝 12g
羌独活各 3g	豨莶草 12g	天麻 9g	秦艽 9g
猪茯苓各 9g	清半夏 6g		

3 剂。

三诊：精神转佳，头晕手麻消失，纳食、二便、睡眠正常，测血压 130/80mmHg。予上方再进 7 剂。

月余后，患者电话告知服药 2 周已无不适，查血压稳定无异常。

按 此为肝阳上亢、痰湿痹阻之征。患者素体肥胖，胖者多湿，又因脾为生痰之源，痰湿困脾，清阳不升，故头晕呕恶；湿邪痹阻经脉则肢体麻木，头项不舒，肩背酸痛，行走飘浮感。故以平肝潜阳、化痰利湿、活血通瘀为治则，方取石决龙牡汤合半夏白术天麻汤加减。石决明、生龙牡平肝潜阳，豨莶草清热祛火，丹参、怀牛膝活血通瘀，清半夏、漂白术健脾和胃止呕，天麻、葛根祛风止头痛头眩，石菖蒲化痰开窍、降痰浊之逆上。临床中若湿痹重浊者亦可加祛风通络利湿药，如羌活、忍冬、桑枝等以取良效。

第四节　偏头痛

病案一

叶某，男，54 岁，干部。1975 年 8 月 27 日初诊。

患者左侧偏头痛史已 20 余年。时作时休，每于工作疲劳则发作频繁。1963 年起症状加重，头痛剧烈时伴双手抽搐。1973 年 7 月曾因左偏头痛剧而昏倒一次，约 5 分钟后苏醒。近年来，头痛发作频繁，伴有头晕，头重脚轻，寐差梦多，大便不爽，口干喜饮茶水，舌质红，苔薄白偏燥，脉沉弦。西医拟诊血管神经性头痛。血压正常，曾求于省内外中西医，罔效。病属肝肾阴虚，肝阳上亢，治宜滋肝补肾，重镇潜阳。以辛芷六味汤加减，处方：

北细辛 2g	怀牛膝 9g	五味子 3g	生熟地各 12g
白芷 3g	白茯苓 9g	牡丹皮 9g	淮山 15g

5 剂。

二诊：服上药后头痛有所减轻，舌红苔薄白，脉沉弦。药既中病，不需更方，迭进 5 剂。

三诊：头晕已除，仅觉左侧颞部微微胀痛，精神转佳，睡眠改善，舌尖红赤，苔薄，脉沉弦。久病入络，当佐活血行气之品，照原方加川芎 5g，5 剂。

患者先后服药 15 剂后，头晕头痛均除，精神转佳，寐好。嘱其再进原方 5 剂以巩固疗效。药后随访至今，痛未再发。

病案二

明某，女，32 岁，会计。1975 年 11 月 6 日初诊。

患者终日巅顶疼痛已年余，痛呈胀痛，延及左右两颞侧，幸痛不剧。伴头晕如乘舟车，阵发心悸心慌，耳鸣如蝉，甚至恶心，两胁下胀满，入夜口苦，晨起咽干，喜饮温水，大便结如羊粪，小溲正常，月经量多，每逢经期上述症状加剧。舌质暗红苔薄，脉弦细数。多方求医，服大量中西药及单、验方无明显疗效。追溯既往史，曾患肝炎、贫血、菌痢。脉证合参，证属肝肾阴亏，髓海空虚，久病入络，瘀血内阻。治宜补肾滋阴，佐以通瘀止痛。以辛芷六味汤加减，处方：

北细辛 2g　白茯苓 9g　牡丹皮 6g　紫草茸 9g
白芷 3g　女贞子 15g　怀牛膝 9g　光泽泻 9g
淮山 15g　熟地黄 18g　活磁石 15g（先煎）

3 剂。

二诊：药后头痛、头晕明显减轻，恶心已除。偶感脘腹不适，嗳气，肠鸣，矢气频传，大便稀软，舌质暗红，苔薄白，脉细弦数。药既中病，守方续进。照上方改紫草茸为赤芍 9g，3 剂。

三诊：经期将届，畏冷，头晕神疲，心悸易惊，脘胀嗳气，纳食乏味，腰酸，手足欠温，大便软，舌苔白，脉弦细数。属肝气乘脾，健运失职，脾虚见证突出，恐六味汤滋腻而碍脾运，治转疏肝健脾。方取柴芍六君汤加减，处方：

毛柴胡 5g　杭白芍 6g　白茯苓 9g　清半夏 5g
炙甘草 3g　潞党参 12g　淮山 15g　绵茵陈 9g
漂白术 5g　盐枳壳 3g

3 剂。

四诊：月经已净，此次经量稍少，无明显不适，仅在疲劳时感头晕，心慌，大便稍干，小便畅，舌苔薄白，脉细弦。仍以辛芷六味汤续进 3 剂。

五诊：患者初诊时须坐车来诊，现可骑自行车 3 公里来院诊治。头痛已除，偶有轻微头晕，目涩面赤，咽干喜凉饮，口舌生疮，耳鸣腰酸时作，大便干结，舌红苔薄，脉细弦。证仍属肝肾阴亏，虚火上炎，治当滋补肝肾，壮水之主以制阳光。处方：

生地黄 18g　光泽泻 9g　麦冬 9g　淮山 15g
女贞子 9g　怀牛膝 9g　牡丹皮 6g　玄参 12g
白茯苓 9g　珍珠母 15g（先煎）

6 剂。

服上方后诸症减轻，口舌生疮已愈，唯余目涩耳鸣，腰酸疲软。嘱其以杞菊地黄丸续服以巩固疗效。

病案三

王某，女，52 岁，干部。1976 年 10 月 4 日诊。

偏头痛近半年，甚则抽痛，头晕目眩，腰膝酸痛，心烦不寐，纳食少进，微寒身楚，二便如常，脉弦细，舌质红苔微黄中剥，脉证互参，属于肝肾阴虚之头痛。方取辛芷六味汤加减，处方：

北细辛 2g　白芷 3g　生地黄 15g　牡丹皮 6g
白茯苓 9g　淮山 12g　山茱萸 6g　光泽泻 9g
秋蝉衣 7g

5 剂。

药后未再复诊，半个月后患者以周身关节疼痛求诊，追述自服上方 5 剂后头痛消失，眩晕亦瘥，夜寐已安，停药后未见复发。

按　上述 3 例均以头痛为主诉，经中医辨证皆属肝肾不足，肝阳上亢所致，均投以辛芷六味汤治疗获效。病案一头痛 20 余年，经多方治疗未效，来诊后仅服 15 剂，头痛悉除。此例患者病程长，久病入络，故于辛芷六味汤中加川芎一味，以其辛窜之性助辛芷活血祛瘀之功。病案二在治疗过程中，由于月经将届，出现肝胃不和胁胀嗳气等症状，通权达变施以疏肝健脾之柴芍六君汤3剂治疗外，终以辛芷六味汤治疗获效，至于方中增减紫草茸一味，系取其凉血通便之功，大便既行，遂减之。病案三偏头抽痛，头晕目眩，乃风动之证，故于方中加秋蝉衣一味疏风解痉，服药5剂则病除。久痛者加川芎3g或秋蝉衣3g。头晕者加钩藤5g，向日葵一朵。经期便秘者加紫草茸10g。方中或用磁石或用珍珠母者，系因二者均属重镇之品，味咸寒具有吸引肝肾之气归原的作用，前者偏于镇肝，后者偏于平肝，可根据病情所需选用。

第五节　中　风

廖某，男，71岁，军人，1986年11月25日初诊。

患者高血压、糖尿病、冠心病史已20余年，长期服降糖、降压、软化血管类西药。月余前患中风，住某医院治疗，服西药效差，一周来兼并出现频发心绞痛而邀余诊治。症见：卧床重被覆盖，精神萎靡，呵欠频频，语声低微，口齿不利，左侧肢体瘫软无力，不能自主运动，扪之肢末欠温，足面轻度水肿，口眼向右㖞斜。其家属代诉曰：患者头晕，血压尚在正常范围，胸闷气短，阵发性心前区闷痛，周身乏力，腰脊酸楚，足软无力，口微干、纳呆、寐欠、大便干结、小溲尚可，舌红苔薄燥，脉左弦滑，右弦细。综观四诊，证属气阴两虚，瘀血内阻，治当益气滋阴、活血通络。处方：

生晒参5g　麦冬10g　炙甘草5g　山萸肉12g
桂枝5g　丹参10g　生地黄24g　生黄芪15g
桃仁5g　红花3g　地龙干9g　田七粉3g（分冲）

2剂。

二诊：药后心绞痛未再发作，精神转佳，呵欠已除，寐好，但仍卧床不起，形寒畏冷，舌红苔薄微黄腻，脉左滑，右弦大。此阴阳两虚证，治当双补阴阳，佐以活血通络。处方：

生晒参5g　山萸肉12g　巴戟天9g　桂枝5g
肉苁蓉9g　熟附子5g　地龙干10g　桃仁5g
怀牛膝9g　麦冬9g　生熟地各12g

三诊：自诉上药每日1剂，迭进11剂，自觉症状明显好转，已能离床拄拐步履。但仍有头晕，伴腰酸、畏冷、口苦纳呆、痰黄黏，大便软，日行一次，小便尚可。舌淡红苔前半光剥，根微黄腻，脉弦滑。证属肾之阴阳气血俱虚，守前法。方取金匮肾气丸加味，处方：

油肉桂 1g（冲）	熟附子 9g	白茯苓 9g	光泽泻 15g
西洋参 3g（另炖）	牡丹皮 9g	巴戟天 9g	怀牛膝 9g
熟地黄 24g	淮山 12g	生黄芪 20g	山萸肉 12g

前后服药共 20 余剂。病情逐日好转，已能弃拐自行数步，下肢水肿已消，双侧肢体温度已趋正常，口干喜热饮，痰少黄黏不易咳出，二便尚可。舌淡红苔薄白，脉弦滑稍数。药中肯綮，守方续服以巩固疗效。患者服中药期间，除因糖尿病而长期使用胰岛素、偶因心悸临时使用“普萘洛尔”外，未用其他西药。

按 患者年迈，久患消渴，肾阴亏虚已知之矣。然人生之于阳而根之于阴，阴亏日久，必损及阳。今患者半身不遂，且见形寒重衣，声低息微，肢体无力一派阳虚见证，以及舌红苔燥、口干、大便干结等阴虚证候，实为阴阳俱虚，气血不调之证，法当调补阴阳，佐以通瘀。初始热象明显，先调气阴，继则调阴阳，服药仅 20 余剂，病遂向愈。

第六节　惊　证

薛某，女，36 岁。1993 年 1 月 24 日诊。

患者素性胆怯。2 个月前因气候骤变，自家花盆从阳台摔出，当即心慌不安，且惊怕感日益加重，有时不能入寐，善太息，口干喜热饮，腰膝酸软，舌质淡胖苔白，脉细缓。证属胆虚痰滞，心气受损，治以清肝利胆、益气化痰。方取温胆汤加减，处方：

鲜竹茹 9g　石菖蒲 3g（后入）　郁金 6g　陈皮 5g
清半夏 6g　土胆星 3g　枳壳 5g　白茯苓 9g
柏子仁 9g　紫石英 18g（先煎）

3 剂。

二诊：诸证皆减，然腰酸膝软，夜寐多梦，偶感心慌，舌质淡苔白，脉细缓。仍守上法，处方：

山萸肉 9g　熟地黄 18g　远志 3g　陈皮 5g
怀牛膝 9g　清半夏 6g　郁金 6g　石菖蒲 3g（后入）
白茯苓 9g　紫石英 18g（先煎）

3 剂。

按　惊证多因元气素虚，卒受惊吓而出现惊慌不安的一种神志失调证候。《张氏医通》多由"内气先虚"，故触事而惊。由于气虚，便可惊则气乱，郁而生痰，痰与气搏，变生诸证。故治疗惊证，以豁痰利气养心安神为主，临床收效较为满意。胆气通五脏，一旦受惊则伤胆，必致五脏之气失调，又可致心气受损、心神不安。本病发生，以调脏气为治本，祛痰以治标，故以温胆汤为主方加减。方中郁金、远志、胆星宁心开郁化痰，石菖蒲入心开窍醒脑，加紫石英、柏子仁、白茯苓养心定志。诸药合用，邪去正安，惊证自平，病者康复如初。

第七节 癫 狂

病案一

吴某，男，23岁，未婚，工人，1977年10月18日初诊。

其父代诉：患者有精神分裂症病史，1976年初，曾住福州某精神病院以盐酸氯丙嗪、三氟拉嗪及胰岛素等治疗，好转出院后休息1个月正常上班，表现良好。近因申请入团未获批准，十余日来心烦不安，情绪急躁，目赤怒视，头痛，不眠不食，自言自语，哭笑无常，口干喜饮，大便秘结难通。脉滑数，舌红苔黄。脉证互参，系痰郁化热，扰乱心神。治宜清心涤痰，安神定志。方拟栀豉温胆汤加减，处方：

生栀子9g	鲜竹茹9g	盐枳壳3g	白茯苓9g
清半夏5g	全瓜蒌18g	蜜薄荷3g	远志3g
土胆星3g	石菖蒲2g（后入）	淡豆豉9g（后入）	

3剂。

二诊：情绪急躁，头痛失眠，两目直视，呢喃絮语，见探视者闭门不纳，心烦稍安，大便已通而不畅，口干舌红苔微黄，脉滑数。大便下行，腑气已通，按原方去全瓜蒌加夜交藤18g，以增安神镇静之功。

三诊：服药6剂后，头痛减轻，夜间可入睡3～4小时，大便通畅，烦躁亦减，唯自言自语及幻听仍有。苔黄稍退，舌质红，脉滑数。按上方赓服3剂。

四诊：诸症大减，夜间能够入睡5～6小时，见人不避，对答切题，时有轻度咳嗽，胸窒闷，脉细弦，舌淡红，苔微黄。再沿前法续进，可冀入于坦途。原方加甘草梢5g，以利咽清气。

服5剂后情绪开朗，待人正常，少有自言自语，口干胸闷已减，食欲增加，睡眠正常且能午睡1小时左右，但仍有呆滞，记忆力差，舌质淡红苔薄白，脉弦细。病情日入庶境，当以原意乘胜进取。处方：

淡豆豉9g（后入）　生栀子9g　鲜竹茹9g　白茯苓9g

石菖蒲2g（后入）　盐枳壳3g　清半夏5g　远志3g

土胆星3g　蜜薄荷3g　甘草梢5g

3剂。

按 《黄帝内经·灵枢》“癫狂第二十二”云：“癫疾始生，先不乐，头重痛，视举目赤。”此言癫疾的症状。叶天士曰：“癫由积忧积郁，病在心脾包络，三阴蔽而不宣，故气郁则痰迷，神志为之混淆。”说明因痰气痰火而蒙蔽心神，为癫疾的主要病机。本例患者以所欲不遂，所求不得，苦思积忧，伤及心脾，气乱于心，痰积于脾，痰气郁而化火，蒙闭包络，扰乱神明，见性情急躁，彻夜不眠，口干喜饮，大便秘结，此内热之征也；自言自语者，言为心声，心热则多言，哭笑无常者，君火亢甚则笑，相火烁金则哭，血气为身之神，气乱则神衰，痰客中焦，妨碍升降，使十二官各失其职，视、听、言、动皆有虚妄。脉数为热，滑为痰，舌红苔黄属于痰火作祟，方处栀豉温胆汤加减。王晋三称温胆为“膈腑求治之方也”，为治手少阳三焦之剂。痰热蒙蔽心包而治三焦者，以三焦属腑，心包络属脏，互为表里。故用二陈专和中焦胃气，复以竹茹清上焦之火，枳实泄下焦之热，加入栀、豉治虚烦不寐，开胸中热郁，配以石菖蒲、远志祛痰开窍，安神定志，全瓜蒌体润清化热痰，胆星味苦以祛风痰，薄荷质轻以清头目，共奏清心涤痰、安神定志之效。案中处方用药，谨守病机，始终如一，正合于《黄帝内经》“必伏其所主，而先其所因”之旨矣。

病案二

程某，女，19岁，未婚，1976年12月6日初诊。

其母代诉：失眠4天，烦躁，兴奋多言，语无伦次。4天来右胁肋部疼痛，纳差厌油，夜里胡思乱想，多梦，甚则通宵不眠。今晨精神失常，兴奋多言，语无伦次，登高而歌，烦躁，无故愤怒，目呆，平素大便多呈干结，病前有精神刺激史。症见情绪激动，多言易怒，两目凝视，舌质红，苔黄燥，脉沉滑。证属肝胆火盛，挟痰上扰。治宜清肝泻火、涤痰开窍、重镇安神。方取龙胆泻肝汤加减，处方：

龙胆草6g　生栀子9g　枯黄芩9g　川木通9g

生地黄15g　鲜竹茹9g　毛柴胡5g　甘草梢3g

生铁落30g（先煎）　牛黄清心丸1粒（分送）

二诊：服上方12剂后，烦躁及兴奋、易怒程度明显减轻，仍有心悸，觉头皮跳动，时而烦躁不能自制，喜哭闹，夜寐多梦，大便干结。检查：主动求诊，答话切题。脉沉细涩，舌质稍红，苔浊腻。血压110/70mmHg。火势已折，治以镇心涤痰，清肝开窍。方取生铁落饮加味用之，处方：

生铁落30g（先煎）　远志3g　玄参15g　白茯苓9g

珍珠母18g（先煎）　连翘9g　麦冬9g　干竹茹15g

牛黄清心丸1粒（分冲）　杭白芍9g

3剂。

三诊：烦躁明显减轻，睡眠好转，少梦，胁痛消失，食量增加，尿畅，大便干。舌质稍红，苔微黄浊，脉弦细数。再拟清心涤痰法，以步后尘。方取生铁落饮合清宫汤加减，处方：

生铁落30g（先煎）　远志3g　鲜竹茹15g　玄参15g

珍珠母30g（先煎）　连翘9g　杭白芍9g　土胆星3g

石菖蒲 2g（后入）　　麦冬 9g　　清半夏 5g　　建莲子 12g
紫雪丹 0.6g（分冲）

3 剂后恢复如常。

按 此例为怒则伤肝，气郁化火，横逆犯胃，灼津成痰，痰火扰心，神志逆乱，发为狂证。情志不遂，痰火扰心是发狂的关键所在，故治疗中应紧紧扣住病机，以清肝泻火、涤痰镇心为大法，并根据临床表现有所侧重，动时泻火涤痰为主，静时涤痰镇心为主。本例患者初诊时烦躁易怒，登高而歌，是为火盛之候，故治疗偏重于清肝泻火，投以龙胆泻肝汤加减服药 12 剂，狂乱证减，突出精神郁闷，则为痰蔽之证，故治转镇心涤痰开窍，以生铁落饮加味。初诊方中龙胆草、枯黄芩、生栀子清肝泻火，川木通、甘草梢引热从小便而出，柴胡条达肝气，生地黄泻火顾津，生铁落降火镇惊、平肝潜阳，竹茹、牛黄清心丸清心化痰。二、三诊方中因火折而减胆草、芩、栀，加入珍珠母以助铁落重镇之力，远志、白茯苓宁心安神。热必伤阴，故后期以麦冬、玄参、杭白芍和阴。整个疗程紧扣“痰”“火”二因，使火清痰消，病随药解。

此外，癫狂病多因七情内伤所致，应注意精神调摄，要正确对待患者的病态表现，应持关心态度，保持安静环境，使其有足够的睡眠及保证适当营养摄取。

第八节　癫　痫

万某，女，9周岁，小学生，1988年10月26日初诊。

其母代诉：10月21日上午参加学校体育运动会时，突然感觉右腮一阵抽痛，但几下就好了，不以为然。午睡时缩成一团，唤而不醒，手脚腹部紧抽，翻白眼，口角少许涎沫，压人中穴位不醒，急往某省级医院急诊。20分钟后醒来，人中向右偏斜，舌头内卷，发音不清，疲乏无力。自述发病前感胸闷、头痛异常，腹痛难忍，想叫而叫不出，随后失去知觉。22日凌晨2点诉偏右侧头痛，约10分钟后入睡，5点多又诉右侧偏头痛一次，经15分钟后入睡，醒时疲乏。下午6点转另一省级医院住院治疗。入院查脑电图右脑痫样回波，中度异常；查血常规、尿常规、大便常规、肝功能、血糖、颅脑CT均正常。医院确诊为癫痫。

住院4天，其间服郑婉如医师处方生铁落饮加减3剂，患儿均感右侧头痛，每次5～15分钟即过。神志清楚，或见手足抽搐，腹痛，继而发作癫痫约20分钟，之后疲乏入睡。10月26日家长拒绝接受抗癫痫药治疗而自动出院，出院当天即来求诊。按家长口述之病情，观察患儿面色青而脉弦，认为腹型癫痫诊断无讹，即按以往经验，仿生铁落饮合温胆汤之意试服5剂，以涤痰熄风，开窍定痫。处方：

金蝉花9g　　杭白芍9g　　生铁落60g（先煎）　　土胆星3g

白茯苓9g　　川楝子9g　　石菖蒲3g（后入）　　远志3g

1剂。

服药第二天，晚上睡前癫痫发作1次约13分钟后疲乏入睡，至夜半大叫腹痛翻滚，翌晨即往儿童医院挂专家号求诊，经其母诉病情后即诊断为腹型癫痫，并说本病中药不能治疗，要用西药治之，还是到神经病院专科治疗为佳。其母怕患儿一旦服抗癫痫药，便需长期服药，因此不做任何处理，又来求诊。见患儿神志清楚，面青身疲，自述腹痛，胸口不适，烦躁，胃脘亦痛。思此例虽为痫证，但病因不一，宜随经而治，庶能弋获。夜半腹痛，其时辰为子、丑，乃少阳胆经、厥阴肝经主事（子午流注——子胆、丑肝），少阳相火，厥阴雷火，相资为虐。火病则气上逆，故而心烦；木盛则土受克，因而腹痛。而且儿童腹痛亦多厥阴蛔积所扰，病虽不同于蛔厥，但亦仿蛔厥以安蛔。此即按经络循行部位病变而治，拟以仲师乌梅丸加减化裁，旨先安蛔止痛，平熄癫痫。处方：

乌梅 7 粒　　川楝子 9g　　北细辛 2g　　干姜 2g

潞党参 9g　　当归尾 5g　　川黄连 3g　　黄柏 9g

木瓜 6g

7 剂。

以生铁落 125g 煎汤候冷代水煎药，另以使君子 15 粒，去壳炒香嚼下。

二诊：家长代诉，服药 1 周，未见下蛔。中午和晚上均发作癫痫抽搐，约 10 ～ 20 分钟。前天中午发作 1 次仅 4 分钟，之后常叫腹痛，部位在当脐。自述全身麻木，疲乏，头难受，腹痛不适，睡时烦躁。《黄帝内经》“宣明五气篇”云，五劳所伤，久行则伤筋，该患儿参加运动会跳高和赛跑，强力而行，势必筋脉受伤，再兼劳汗当风而脱衣，自然六淫乘虚而入足少阳经。少阳经脉行身两侧，见全身不适，循颊车故腮痛，上太阳穴呈右额痛，虽无口苦咽干、寒热往来之半表半里之证，然少阳证不必悉俱，有一证便是。况且病时面青脉弦皆属东方色脉相符。心烦者火也，抽搐者风也，此病的病机为胆气不舒，肝风内动。少阳与厥阴相表里，阳木属震为雷，阴木属巽为风，《易经》曰“雷风相薄”者即同气相求也。应改用转少阳枢机，平厥阴风木以和解之。方取小柴胡汤加味，处方：

毛柴胡 5g　清半夏 6g　枯黄芩 9g　潞党参 15g

直僵蚕 6g　杭白芍 9g　钩藤 6g　李根皮 9g

老生姜 1 片　红枣 2 粒（擘开）　甘草 4g

14 剂。

再以生铁落 125g 煎汤代水熬药。

按 何以选用小柴胡汤？因柴胡感一阳之气而生，故能直入少阳，引清气上升；清半夏感一阴之气而生，故能开结气、降逆气、除痰饮；枯黄芩外坚内空，故能内除烦热利胸膈逆气；腹中痛者是太阴脾土受戕，肝木乘之作祟，故以芍药之酸以泻之；再用参、草补中气，姜、枣和营卫，使正胜邪却，内邪不留而外邪不复入；加直僵蚕、钩藤平肝熄风；李根皮疏肝化气止痛。

三诊：家长代诉，服药至今有时腹痛，前 4 天晚上四肢偶尔抽动几下即安，最近能安睡 11 个小时。同为癫痫，此初治以厥阴肝经，继治以少阳胆经而使癫痫发作渐趋平息。腹为阴，阴中之至阴脾也，目前以当脐痛、疲乏为主，按《黄帝内经·灵枢》“百病始生”曰：“汗出当风伤脾”，遵“劳者温之，损者益之”的治则，治以足太阴脾经，以甘温之剂，温太阴、厥阴，升足少阳、阳明。方取补中益气汤加味治之，处方：

生黄芪 10g　升麻 3g　漂白术 5g　杭白芍 9g

直僵蚕 5g　陈皮 3g　炙甘草 5g　毛柴胡 3g

潞党参 12g　当归 5g　钩藤 5g

4 剂。

按 《古方选注》补中益气汤条云：以其生黄芪、当归和营气以畅阳，佐柴胡引少阳清气从左出阴之阳；人参、白术实卫气以填中，佐升麻引春升之气从下而上达阳明；陈皮运卫气，甘草和营气。原方不仅用参、芪、归、术温补肝脾，又用升麻、柴胡升举清阳之气转运中州，故不仅名补中，且补中之曰益气。

四诊：家长代诉，偶尔胸闷、疲乏，一阵即过，有时身体轻飘感。仍守上方出入，处方：

生黄芪 9g　漂白术 5g　清半夏 6g　生牡蛎 18g（先煎）
盐陈皮 3g　防风 3g　白茯苓 9g　红枣 2 枚（擘开）
甘草梢 4g

3 剂。

随访 3 月余，未见癫痫发作，一切正常，已复课，智力不逊当时，嘱避免剧烈运动及劳累。1989 年 3 月 25 日，又往福建医学院（现为福建医科大学）附属第一医院复查脑电图，检查提示正常范围脑电图。患者 1988 年 10 月 21 日发病住院至 26 日出院，即服中药，11 月 20 日好转，晚安睡 11 小时。12 月 1 日只觉一二次头昏。12 月 11 日后一切正常，安睡，未见癫痫发作。1990 年 7 月因外感发热 39℃来诊，家长诉癫痫已痊愈，身体康健无恙。

按　癫痫乃神志门疾病之一（见《张氏医通》目录），患者多属小孩，成年人间或有之，亦为疑难病证。历代医家有主痰、主热、主风、主虚，以其发作时呈搐搦，将醒时吐白色涎沫，醒后觉疲乏无力，治之殊感棘手。笔者治此例癫痫患儿，采用随经用药方法，颇有弋获。

第三章 脾胃系疾病

第一节 胃脘痛

病案一

林某，女，34岁，工人。1983年6月17日初诊。

患者胃炎伴胆汁反流病史十数年，平时常见胃脘胀闷疼痛，饥饱皆然，呕黄苦水，嗳气则舒，纳食少，寐烦，大便干结。舌质淡苔黄，六脉细弦。证属肝胆郁热，横逆犯胃，治以舒肝和胃，理气止痛。方取胃脘痛方加味，处方：

绵茵陈12g　川厚朴5g　丹参9g　吴茱萸3g
生栀子9g　川黄连3g　枳壳5g　制香附5g
全瓜蒌18g　炆木香5g（后入）

3剂。

二诊：诉服药后胃脘胀痛愈，呕吐黄疸苦水减轻，睡眠好转，舌淡苔薄黄，脉细。仍守前法治之，处方：

丹参9g　全瓜蒌18g　制香附5g　炆木香3g（后入）
山楂6g　当归尾6g　杭白芍9g　砂仁3g（后入）
绵茵陈12g

7剂。

此胃脘痛一证属肝胆郁热，肝胃不和所致。肝胆火郁，横逆犯胃，气机不利，胃气不和则呕吐黄疸苦水，气郁阻滞，则见胃脘胀闷疼痛。

方中以绵茵陈、生栀子清利肝胆湿热，炆木香、枳壳、全瓜蒌理气行滞，当归尾通瘀止痛，山楂消食化滞。全方共达疏肝和胃、理气止痛作用。

病案二

林某，男，54岁，干部。1985年8月12日初诊。

患者十二指肠球部溃疡合并胃炎病史十多年。近2个月胃脘疼痛不休，神疲乏力，饥时痛甚，多食则胀，入夜尤甚。嗳气、泛酸少，口干不欲饮水，睡眠差，二便尚可。舌质淡红，苔薄白，脉细弦缓。证系阴阳不和，脾运虚弱，气血壅滞。治以升降阴阳、理气散滞、活血祛壅。方取胃脘痛方合四君子汤加减，处方：

潞党参 9g	丹参 9g	漂白术 6g	炆木香 3g（后入）
紫苏梗 5g	枳壳 5g	白茯苓 9g	砂仁 3g（后入）
当归 6g	甘草 3g		

3剂。

二诊：诉胃脘疼痛减轻，纳食正常，睡眠好转，二便正常。再守上方服7剂，症状消失。

此案例为脾胃虚弱型胃痛，特点为饥时为甚，喜温喜按，采用健脾益气法多可获效。若舌苔白畏寒者可加良姜、制香附，嘈杂泛酸者可加乌贼骨、瓦楞子，病久不愈者可加当归。但关键不论哪型胃脘疼痛，均要加理气消食药，重在辨证。

按 胃脘痛（亦称胃心痛）一般分为脾阳不振和肝气犯胃两类，但临床观察以阴阳不和，气血壅滞为多见。因脾与胃同居中焦，腐熟水谷，脾主升、胃主降，脾主运、胃主纳，脾恶湿、胃恶燥，脾胃有一动一静的功能，故归纳为一阴一阳的脏象。但是脾体阴而用阳，胃体阳而用阴，应从体用结合分析，以矛盾统一的观点，采取刚柔相济法施治。药宜温而不燥，润而不腻，始得其要领。此外，该法于冠心病心绞痛亦见效果，正如《黄帝内经》所谓“胃络通于心”耳。笔者每见冠心病患者，餐饮过饱诱发心绞痛伴胸闷脘胀，即其明徵也。

第二节　痞　满

唐某，男，47 岁。1976 年 3 月 12 日初诊。

患者胃脘胀满，按之不痛已十余年，劳累后加剧。大便每日二三次，尚成形，尿畅。舌质红苔薄白，脉沉细缓。量上脘水平腹围 102cm，查肝功能正常，胃肠钡餐透视示胃黏膜脱垂、十二指肠横段憩室。曾在某西医医院就诊时发现肝脏肿大。笔者辨证其脾虚运化不及，而致清阳不升，浊阴不降，清浊相溷。揆其病机，治宜升清降浊，补益中气。方拟升阳益胃汤进之，处方：

生黄芪 9g　　毛柴胡 3g　　川黄连 3g　　潞党参 9g
清半夏 5g　　炙甘草 3g　　盐陈皮 3g　　白茯苓 9g
杭白芍 9g　　漂白术 5g　　羌独活各 3g　　光泽泻 9g
红枣 1 枚（擘开）　老生姜 1 片

3 剂。

二诊：药进 3 剂，腹满渐消，但午后仍觉痞满。舌质红，苔心浊，脉缓。前法既已中肯，仍照原方继进药 21 剂。

三诊：脘胀显著减轻，量上脘水平腹围 92cm，较初诊时缩小 10cm。舌质淡红，苔薄，脉沉细缓。证仍由于脾之清气不升而下溜、胃之浊气不降而上逆。取补中益气汤加减以益气升阳、升清降浊、化否为泰，处方：

生黄芪 9g　　防风 3g　　漂白术 5g　　杭白芍 9g
潞党参 9g　　升麻 3g　　光泽泻 9g　　毛柴胡 3g
盐陈皮 3g　　炙甘草 3g

7 剂。

四诊：药后痞满若失。但停药 50 天后，腹满又起，嗳气不舒，矢气难转，睡眠差，大便黏腻，小溲正常。脉沉弦，苔浊。湿土当令，脾气不输，溯本还原，仍宜升阳益胃。处方同初诊，改潞党参 12g，生炙芪各 9g。共服 27 剂。

停药半年，经胃肠钡餐检查，胃黏膜脱垂已消失。随访 2 年，未曾复发。

按 丹溪云，"'痞'与'否'同，不通泰也，由阴伏阳蓄，气与血不运而成"。胃处心下，位中央，腹满痞塞者，皆土之病。其原因有中气久虚，不能运行精微为痞；有过服消克，不能舒化饮食为痞；有湿热太过，痰气上逆阳位为痞等。本例患者已有十多年病史，病久涉虚，每于劳累后症状加剧，痞胀而按之不痛，脉沉细缓，均为虚象，即前者所谓"中气久虚，不能运行精微为痞"。遵《黄帝内经》"塞因塞用"的治则，法取培育坤土升清降浊而愈。

第三节　呃　逆

此例系外感食复致哕。

郑某，女，年将四旬，1984 年 1 月 27 日初诊。形体消瘦，素易罹时疾，适逢冬行春令，气候不寒反温，不慎受感诱发。某医投桂枝汤治之，告曰：体虚不耐风寒，营卫不和使然。药后寒热已瘥，然余邪未尽除。其自以为体虚当补，遂进鸡汤，殊不知补能养身，亦可滞邪。次晨即发恶心，干哕，日数十次不等，哕后则舒，纳呆乏味，口干喜饮，求医服药半个月罔效，转来就医。证系喝鸡汤而发病，并见苔黄、脉弦。因思巽属鸡，为风木，与肝胆相应，实乃误补引邪陷入肝胆之经，胆气横逆乘于胃，以致胃失和降，法当疏肝和胃、降逆止哕。遂投温胆汤加活芦根、炒枇杷叶、炒刀豆壳，药后哕恶递减，3 服尽后，诸恙皆除。

按　呃逆者，气逆上冲，喉间呃呃连声，声短而频，令人不能自制，古称之“哕”。本案哕由肝胃不和所致。肝胆性喜条达，邪滞肝胆之经则气机逆乱，胆气横逆，胃失和降。今取温胆汤旁通胆气，和胃降逆，使邪从三焦而出，再加炒枇杷叶、炒刀豆壳疏肝理气、降逆止哕，活芦根清胃热、疗呕哕效果最佳。药证相切，效若桴鼓。每逢肝胃不和，呕逆上气者，在辨证施治基础上加入上 3 药，多能获效。

第四节　痢　疾

刘某，女，72 岁，1992 年 6 月 24 日初诊。

患者反复大便黏液伴拘急，日行四五次已半年多。近月余大便伴红色黏液，小腹胀，关节酸痛，口干，怕冷。舌质暗红苔薄黄，脉细弦。大便常规：白细胞（+++），红细胞计数 10 ～ 15 个 /uL，黏液（++）。证属大肠湿热，治以清肠化湿。处方：

白头翁 9g　　秦皮 9g　　川黄连 5g　　炆木香 5g（后入）

马齿苋 12g　　桃仁 5g　　杭白芍 9g

3 剂。

二诊：大便时肛门拘急疼痛、黏液减少，日行三四次，伴腹痛，口干，舌质红苔薄黄，脉细弦。仍治以清肠化湿。处方：

野麻草 15g　　白头翁 9g　　川黄连 5g　　秦皮 9g

杭白芍 9g　　当归尾 6g　　炆木香 5g（后入）

3 剂。

三诊：诉昨日进食少量肉汤后，今早大便又见少许黏液，肛门口拘急坠痛感，腹中不适，肠鸣，舌质淡苔薄黄，脉细弦。治以清肠化湿，佐以消食。处方：

生黄芪 18g　　枳壳 5g　　川厚朴 5g　　野麻草 15g

毛柴胡 5g　　川黄连 5g　　全瓜蒌 18g　　当归尾 6g

炆木香 5g（后入）

5 剂。

四诊：口干，疲乏，小腹拘急，肠鸣，大便成形但不畅，舌质淡红苔薄白，脉细弦。检大便常规：白细胞（+），红细胞 1 ～ 2 个 /uL，黏液少许，照上方服5剂。随访8个月未复发。

按 慢性结肠炎属于祖国医学“痢疾”范畴，难以调治，多由素体肠道湿热，饮食不当引起，治疗以清热化湿为主，采用“通因通用”治则。若急于止痢，则关门留寇，禁之。

第四章　肝胆系疾病

第一节　黄　疸

病案一

李某，女，58 岁，1975 年 1 月 27 日初诊。

患者始于两周前，初寒热自汗、头晕呃逆、口干胁痛，曾在门诊，辨为外感，投以芳香疏表中药 4 剂，症状有所缓解，但周身疲乏，食欲欠佳。昨天下午因食面糊及炼乳，两小时后便觉上腹部不适，呃逆，恶寒战栗，傍晚即发热，体温达 39.5℃。口苦，咽干喜饮，然饮则脘胀益甚，手足麻痹。自服 2 次四环素（量不详），翌晨体温仍 38.7℃，并见尿赤如浓茶，大便正常，两目及面部黄染，由家人搀扶来求诊治。

查体：神志清楚，巩膜中度黄染，面黄，心肺听诊正常，腹软，心窝部有明显压痛，墨菲征阳性。舌质红，苔黄厚浊而燥，脉细弦滑。既往无黄疸病史。血常规：白细胞计数 10.5×10^9/L，中性粒细胞比例 85%，淋巴细胞比例 15%。尿三胆：胆红素强阳性。超声波示右季胁探查，胆囊平段，进波 2 格，出波 3.5 格，范围 3cm × 3.5cm。脉证互参，属于少阳枢机不转，湿热交缠，胆液外溢。拟清热通幽利湿之法。方取柴胡加芒硝汤化裁，处方：

绵茵陈 15g　　郁金 6g　　毛柴胡 5g　　风化硝 9g（分冲）
枯黄芩 9g　　杭白芍 8g　　盐枳壳 5g　　炊木香 5g（后入）
川厚朴 5g　　甘草梢 3g　　鸡内金 9g（研末分送）

2剂。

二诊：药后寒热已罢，面部及巩膜黄染转淡，小便颜色偏黄，上腹部胀消，口苦，咽干，肠鸣。舌苔厚黄燥，脉细弦滑。仍守前法继进，按上方赓服2剂。

三诊：面部黄染消退，尿色转淡，口苦已除，唯多食稍感上腹胀闷，肠鸣，大便溏薄奇臭，舌质淡红苔浊，脉弦细缓。复检血常规：白细胞计数 7.8×10^9/L，中性粒细胞比例70%，淋巴细胞比例30%，病机渐入庶境。坚守原法，佐以燥湿运中。方取柴平汤加减，处方：

绵茵陈15g　盐枳壳5g　毛柴胡5g　鸡内金9g（研末分送）
枯黄芩9g　苍术5g　川厚朴3g　炆木香3g（后入）
郁金5g　甘草梢3g　清半夏6g

2剂。

四诊：精神转佳，面目黄染均已退净，小便色淡，口干喜饮，大便干结，舌苔黄厚，脉弦细滑，再予清热通幽法治之。处方：

绵茵陈15g　炆木香5g（后入）　郁金5g　毛柴胡5g
盐枳壳5g　生大黄6g（后入）　鸡内金9g（研末分送）

2剂。

五诊：上腹胀痛均已消失，能进半流质饮食，进食含有肉汁之类食物亦不见胀，小便正常，大便溏薄，舌脉如前。照上方减去生大黄，加全瓜蒌18g、薤白9g以开胃宣阳。续服2剂后诸症均除，随访已能料理家务。

按　黄为土之本色。胃为阳明燥土，体阳而用阴，脾为太阴湿土，体阴而用阳。“火就燥”“水流湿”物从其类，固人之秉性不同，湿热可以随之同化。《伤寒括要》发黄病机为“湿热交并，必发身黄，如夏月罨曲，因湿热而生黄也”。然湿热伤人，总有所偏胜，或湿重于热，或热重于湿，临证须加详辨。热重的发黄急，色黄而明，一身无痛，舌苔黄厚而燥，口苦咽干，脉弦滑；湿重的发病缓，色黄而晦，一身尽痛，苔浊厚腻，脉缓。考《伤寒论》发黄有8种原因：瘀热在里、湿热发黄、寒湿发黄、痞气发黄、结胸发黄、蓄血发黄、内伤发黄、阴证发黄。本例患者先见外感之候，以芳香疏表中药治疗，症状有所缓解，后因饮食不慎而诱发黄疸。《食鑑本草·谷类》云小麦乃"南方少霜雪，麦有湿热损人"。而牛奶经过火炼，加上糖分味甜性热，促使病情恶化，见发热重，头汗自出，口干喜饮，小便赤如浓茶，面目黄染而明，符合《伤寒论》对阳明病的论述，"头汗出，身无汗，齐颈而还，小便不利，渴饮水浆者，此为瘀热在里，身必发黄"，不用茵陈蒿汤者以其脉弦滑，舌质红苔微黄厚而燥。上脘拒按，乃阳明燥从火化，热结于胆，故见胁下硬满，寒热、呕逆、口苦、脉弦等足少阳症状，是少阳阳明合病也，亟当从少阳逆夺其邪，可与小柴胡汤加风化硝者，使"上焦得通、津液得下，则胃气因和，身濈然汗出而（病自）解"。由此可知瘀热发黄，不是从表入里，而是从里出表，"热在胃而证未离少阳"的病机，方取小柴胡汤加芒硝化裁。方中去人参、清半夏、姜、枣，不使邪从外入，调和营卫；加绵茵陈通小便而利湿；风化硝涤胃热以通幽。本病是瘀热从里出表，乃从少阳之枢外出，使内外荡涤无遗，故疗效较为满意。

病案二

陈某，男，55岁，退休职工，1976年2月26日初诊。

患者右胁经常闷痛不适十余天，患有胆道蛔虫病史13年，昨起疼痛加剧，并向右肩背部放射。畏冷、发热，体温38.5℃，伴头痛，轻咳，口苦，不思饮食，无恶心呕吐，尿色微黄，大便正常。望诊：巩膜及皮肤未见黄染。触诊：腹软，肝于肋下2cm触及，质软，无压痛，胆囊区触痛明显。血常规：白细胞计数$14.8 \times 10^9/L$，中性粒细胞比例91%，淋巴细胞比例6%，舌质红苔厚腻，脉滑缓。西医诊断为慢性胆囊炎急性发作。证属肝胆瘀热，腑气不通，治宜疏肝利胆通幽泄热。方取大承气汤合大柴胡汤加减，处方：

绵茵陈 15g　盐枳壳 5g　杭白芍 6g　枯黄芩 9g
毛柴胡 5g　川厚朴 3g　甘草 3g　生大黄 6g（后入）
风化硝 9g（分冲）　炊木香 5g（后入）

1剂。

二诊：代诉，服上药后排出稀水样便3次，寒热、胁痛及咳嗽均有减轻，要求改方。前法既已中肯，宜乘胜而追。处方：

绵茵陈 15g　毛柴胡 5g　盐枳壳 3g　炊木香 5g（后入）
川厚朴 3g　苦杏仁 5g　枯黄芩 9g　生大黄 6g（后入）
杭白芍 6g　甘草 3g

1剂。

三诊：体温37℃，寒热已罢，右胁疼痛减轻，头痛而昏沉。触诊右上腹胆囊区轻度压痛。血常规：白细胞计数$9.8 \times 10^9/L$，中性粒细胞比例79%，淋巴细胞比例20%，嗜酸性粒细胞比例1%，舌质红，苔微黄浊，脉弦滑。处方：

绵茵陈 15g　枳壳 5g　杭白芍 6g　生大黄 5g（后入）
毛柴胡 5g　枯黄芩 6g　苦杏仁 5g　车前草 9g
甘草梢 3g

2剂。

经随访，药后症状消除。

按 本例表现上脘拒按，舌苔厚腻，乃阳明实热，而头痛、胁痛、畏冷、发热属少阳之证，可以说“热在胃而症未离少阳”，采用大柴胡汤加川厚朴、风化硝以涤胃热，乃从少阳之枢外出，一剂而泻稀水样便，使腑气通则脏气安，达到“通则不痛”之目的，再剂而寒热尽彻。胆囊区轻压痛，脉弦滑有力，乃肝胆湿热未除之征，故仍以大柴胡汤为治，以利胆通幽泄热法善后。胆为清净之府，邪不可干，若恣啖荤腥油腻，蕴湿生热，或感六淫之邪，瘀热在里，都能导致少阳枢机不转，故胆以通为顺。然而少阳证不可下，本例却用下法收功，因热邪从少阳而来结于阳明，而少阳未罢，不得不借大柴胡汤加风化硝以下阳明无形之热，纵属权衡之计，亦在驾轻就熟而已。所以在临床上对胆囊炎患者，属实证、热证辄用本法多能奏效，但贵在知微乎显。

病案三

胡某，女，60岁，退休干部，1987年1月29日入院。

素患胆囊炎、胆道蛔虫、胆管结石病20余年，虽于1963年、1984年各行胆囊切除、胆道排石术一次，但仍经常发生胆道感染。昨天无明显诱因右上腹痛呈钻顶样疼痛，辗转不安，伴畏冷寒战，发热，呕吐胃内容物一次，自服参桂乌梅丸、噻嘧啶无效，急来院求诊。查血常规示白细胞计数12.5×10^9/L，中性粒细胞比例85%，淋巴细胞比例14%，带状核细胞比例1%。拟胆囊炎术后胆道蛔虫并感染，住院治疗。

入院后主管医师按中西医结合常规治疗，以安蛔理气止痛为治，方用乌梅丸加减，并配合西药庆大霉素32万单位静脉滴注，服枸橼酸哌嗪未见排虫，疼痛似有减轻。12月1日傍晚，患者感胃胀痛并伴恶心呕吐胃内容物，值班医生即给消旋山莨菪碱片、甲氧氯普胺、参桂乌梅丸，冲服番泻叶等，仍胀痛不减，注射哌替啶50mL后可暂缓解，但仍腹胀，嗳气不出、矢气不得，痛苦异常。

12 月 2 日，腹痛仍持续不止，恶心呕吐，头晕，视物模糊，腹胀甚不能转侧，大便秘结，舌苔厚腻，脉弦。血压 170/120mmHg，中医治疗仍采用安蛔止痛佐以理气通腑。方用乌梅丸加减，处方：

乌梅 5 枚	藿香叶 9g	枯黄芩 6g	枳壳 5g
北细辛 2g	川厚朴 5g	川黄连 3g	蜀椒 3g
神曲 6g	槟榔 15g	生大黄 6g	苦楝根皮 6g
郁金 9g	清半夏 6g	炆木香 5g（后入）。	

西药用氯霉素静脉滴注，哌替啶 50mg 肌内注射，服罗布麻片以降压。上腹仍胀痛不减，大便未解，患者处在极度痛苦之中。

在这紧急关头，送患者再次上手术台还是中医保守治疗，院领导急促笔者参加病房会诊。讨论会上，多数医师认为是残余胆石阻塞伴感染，有的认为应立即转院手术治疗，有的认为患者已手术 2 次，此次应慎重考虑，要保守疗法，有的说再观察 2 天，病情若不回复即刻送外院治疗……笔者视患者全身黄染，语声低微，汗出乏力，恶心呕吐，脉细数，舌苔燥黄为瘀热在里之象，既有脾虚亟极，又兼气机不化之征，若予手术后果不堪设想，权衡利弊，急以中医治疗为要，采用温下法以温脾行气、通瘀泄热。先拟一方以观动静：

生大黄 9g	熟附子 15g	绵茵陈 30g	生姜汁半酒盏

1 剂。

以生大黄冲泡，绵茵陈、熟附子煎汤，三药合为一体，再以筷子蘸生姜汁点舌上为引，使药得纳。

服药 1 剂约 2 小时后即排便 4 次，质稀量多，矢气频，无呕吐腹痛，不欲饮水，精神转佳，舌淡苔白厚，脉弦数。血压 120/88mmHg。

12 月 3 日，住院医师照此方再进 1 剂，12 月 4 日仅感头痛，胃脘不适，纳少。后以舒肝利胆、健脾和胃而获愈。

按 黄疸病腹胀疼痛拒按，大便不通者多为胃家实证，临床一般采用寒下法，如三承气汤、大柴胡汤之类，而此例却以温药收功，何也？然久病体虚，脾胃虚寒而气机不化故也。且患者求治于笔者，数言若再次手术，定将亡于术中无疑，是自知体虚之极。故医者诊治病情亦要审慎考虑，竭尽心思使其转危为安，达到治病救人之宗旨。证既属于气机不化，若仍采用寒下之常法，将使虚者益虚而胀者益胀。常言“胀从利消”，必用下法，但虑其虚寒之体，寒凉药将格拒不入，故一反常态采用生大黄加熟附子，变寒下为温下。以筷子一只蘸生姜汁点于舌上为引，使药得纳中焦，发挥熟附子驱散阴霾，温经助阳作用，不为寒凉之生大黄格拒于上，而达到泻下止痛之目的，使邪去而正不伤，绵茵陈清热利湿配熟附子可退阴黄。药简力专，服1剂则便通，痛止胀消，精神转佳，促使患者免遭挨刀之苦，医家亦感欣慰之极矣。

病案四

吴某，男，79岁，1987年5月13日入院。

患者以胆囊炎、胆囊内泥沙样瘀积、急性胆道感染住院，经治疗后症状大有好转。住院第10天，回家食油煎瓜鱼后当晚胁痛复作，恶寒发热，体温38.9℃，呕吐。血常规示：白细胞计数11.2×10^9/L，中性粒细胞比例92%，淋巴细胞比例8%，尿胆红素、尿胆原、尿胆素均阴性，血清淀粉酶16U。主管医师即给大柴胡汤合排石汤加减治疗，处方：

毛柴胡9g	杭白芍9g	郁金9g	生大黄9g（后入）
金钱草30g	尖槟榔9g	虎杖15g	炊木香9g（后入）
枯黄芩9g	绵茵陈9g	甘草3g	川楝子9g

2剂。

服药后体温波动在38℃左右，心窝部仍闷痛，大便日行七八次，质稀，尿量短少如浓茶，口干苦，纳呆，舌质红苔腻微黄。主治医师嘱中药仍用上方，生大黄改 6g 后入，去槟榔、川楝子，加白茯苓 15g、枳壳 6g，又服 3 剂。为控制感染，西药用红霉素、氯霉素等静脉滴注。5 月 28 日患者烦躁不寐，右胁隐痛，口干多饮，汗出心慌，纳少，每日仍发热 38℃左右，墨菲征（+），血压 110/60mmHg。住院两周，病情未予改善，主治医师即邀笔者会诊。笔者察病情后曰：同意原诊断及治疗方案。目前患者咽红口干，心烦汗出，仍一派热象，苔浊燥质红已有伤阴之征。胆病患者脉多缓而其反见数，且口干苦喜热饮，有格阳之势，治须加强清热通腑，急下存阴。方用大柴胡汤加风化硝，佐以增液以防伤阴，处方：

毛柴胡 5g	枯黄芩 9g	杭白芍 9g	麦冬 9g
绵茵陈 15g	郁金 6g	鸡内金 9g（研末分冲）	玄参 15g
金钱草 24g	甘草 5g	风化硝 9g（分冲）	

2 剂。

服药后排稀便 8 次，腹痛除。

二诊：患者目黄已退，但腹仍胀，咽红，上颚及咽峡部有白膜附着，苔浊。其坚实已除而痞满未消，仍治以通腑泄热。嘱停西药，虑有双重感染之势，三化汤加味，处方：

川厚朴 5g	枳实 5g	羌活 3g	生大黄 5g（后入）
绵茵陈 15g	郁金 5g	山楂炭 9g	炊木香 5g（后入）
金钱草 24g	猪苓 9g	光泽泻 9g	鸡内金 9g（研末分冲）

2 剂。

三诊：皮肤黄染色鲜明，脘胀嗳气，大便日行七八次，矢气频传，腹胀略减，纳呆，尿量增多，脉弦缓，苔微浊。脉证相符，气机已转，病有欲解之势。今处茵陈四苓合栀子柏皮汤加味，以健脾消食，处方：

绵茵陈 24g　生栀子 9g　黄柏 9g　猪苓 9g
白茯苓 9g　光泽泻 9g　山楂炭 9g　枳实 5g
漂白术 6g　金钱草 24g　炆木香 5g（后入）

3 剂。

四诊：其脘胀，口微干，矢气频，大便日行一次，小便正常，知饥索食，疲乏无力，脉弦缓一息四至，苔薄黄，口腔上颚霉菌生长。此内邪已去，但脾阴受损，治以健脾利湿，益气理阴。方取参麦四白散加减，处方：

太子参 15g　淮山 12g　薏苡仁 9g　麦冬 9g
五味子 3g　光泽泻 9g　马齿苋 24g　石菖蒲 2g（后入）
绵茵陈 24g　白茯苓 9g　活芦根 24g

3 剂。

五诊：霉菌苔已退，精神尚好，口微干，脘闷嗳气，大便日行一次为糊状，小溲清长，苔光质红，脉弦滑。治法仍在清热利湿上予以养津。处方：

太子参 15g　麦冬 9g　五味子 3g　绵茵陈 24g
活芦根 30g　白茯苓 9g　生栀子 9g　薏苡仁 9g
光泽泻 9g　漂白术 6g　马齿苋 24g

3 剂。

六诊：精神转佳，知饥索食，腹胀减轻，得嗳气则舒，口干喜饮，大便日一次，小溲利，舌转淡脉细弦。仍以清热养阴、和胃利湿为主。调治 1 周痊愈出院。

按 病在少阳，本禁下法，但热邪内结，胃家已实，虽为年高，亦为邪实之证，此时必须攻里。有谓："少阳固不可下，然兼阳明腑证则当下。"《金匮要略·黄疸病脉证并治》指出"诸病黄家，但利其小便"，使邪有出路，但腹胀不大便成里实热证者，故又当通利二便以下泄湿热，选用大柴胡汤攻下，加绵茵陈、金钱草、鸡内金以祛湿排石，直至邪热涤尽，而后转治以健脾利湿，使正气渐复而霉菌自退，实是扶正祛邪一箭双雕之妙法。

第二节　臌　胀

病案一

陈某，女，60岁，1973年11月7日初诊。

患者有迁延型肝炎史，近5个月来，头晕心悸、疲乏无力、食欲不振等症状加剧，并出现脘胀胁痛，腹部逐日膨隆，齿龈出血。查体：肝于肋下3cm，脾于肋下6cm，腹部有移动性浊音。肝功能检查示总蛋白60g/L，白蛋白38g/L，球蛋白42g/L，白球比例倒置，谷丙转氨酶45U，射絮12U，锌浊15U，射浊11U，甲胎蛋白阴性。超声检查见较密微波伴有低小波。腹水癌细胞(－)。某医院予西药保肝、止血、利尿，静脉滴注水解蛋白等处理，并配合中药治疗，腹围曾一度缩小，但停药则复发，再服上药无效。因病情未能控制，腹部逐日膨隆，始来求诊。辰下：见面色晦暗，精神萎靡，骨瘦如柴，脘胀气促，腹大如鼓(腹围87cm)，青筋绽露，纳呆乏味，胁痛便溏，溲赤，舌暗紫，苔根浊，脉弦缓。证属脾虚气滞，湿浊内阻，肝失条达，血瘀络脉，治宜疏肝健脾、升清降浊、益气通瘀。处方：

毛柴胡5g　光泽泻9g　当归6g　穿山甲9g(先煎)
醋鳖甲18g(先煎)　白茯苓9g　赤芍9g　漂白术6g
潞党参15g　醋青皮5g　升麻3g　义海藻9g

每日1剂。

加减：食不消化加山楂炭9g、川厚朴5g；胁痛加川楝子9g，或延胡索5g。

患者服上方20余剂，诸症缓解。于1974年1月19日腹部叩诊示移动性浊音消失，腹围缩小至76cm，精神转佳，食欲倍增，体重增加，小溲清利，腹胀减轻，偶有胁部隐痛，已能下地活动。舌质转红，脉弦缓。拟疏肝健脾，佐以养阴以善其后。处方：

当归 9g　　漂白术 6g　　毛柴胡 5g　　白茯苓 9g

薄荷 3g　　枸杞子 9g　　北沙参 9g　　川楝子 6g

麦冬 9g　　生地黄 18g

随访 14 年来病情未再复发。

按 此为肝硬化腹水患者，其症状表现为脘腹胀满，纳呆乏味，大便溏薄，舌质紫暗苔浊腻，属脾虚湿阻，气滞血瘀，故治疗上应予益气健脾、升清降浊，佐以柔肝化瘀。方中以升麻升清为主药，光泽泻利水降浊，潞党参、漂白术、白茯苓健脾运中，当归、杭白芍、柴胡、青皮柔肝疏肝，穿山甲、鳖甲、义海藻软坚散结。守方治之，获效良佳。

病案二

杨某，女，44 岁，1973 年 12 月 10 日初诊。

患者胁下隐痛，腹部逐日膨隆已年余。有迁延型肝炎病史，1972 年 7 月又出现头晕胸闷，疲乏无力，脘胀纳呆，小便不利，腹部膨隆，逐日加剧，经西药维生素 K、维生素 C、维生素 B1、维生素 B6 及葡醛内酯片、水解肝素、复方蛋氨酸胆碱片等治疗，未见显效。形体日惫，畏寒恶风，时发齿衄，饥不能食，食则胀甚，大便鹜溏，小便短赤，舌质淡红，脉细数。肝脏触诊示脾于肋下 10cm 左右，肚脐突出，腹围 96cm，腹部有移动性浊音。肝功能示谷丙转氨酶 50 单位、总蛋白 6.5g/L、白蛋白 4.6g/L、球蛋白 1.9g/L。血常规示红细胞计数 2.19×10^{12}/L、血红蛋白 7.3g/L、血小板计数 4.5×10^{9}/L。出凝血时间 2.5min。超声波示较密微高低波，伴有小波。证属湿热蕴结，血瘀水停。治法活血行瘀、软坚散结，佐以健脾利水。处方：

潞党参 12g　　赤芍 9g　　地鳖虫 9g　　失笑散 9g（布包）

义海藻 9g　　桃仁 5g　　醋青皮 5g　　生鳖甲 15g（先煎）

光泽泻 9g	升麻 3g	漂白术 6g	炮山甲 9g（先煎）
当归 6g			

5 剂。

二诊：药后食欲好转，但口干、心烦、不寐未减，小溲不利，舌苔薄黄，脉象细缓。药已中鹄，仍步前法，着重于柔肝软坚，消瘀散结。处方：

当归 9g	赤白芍 9g	川芎 5g	失笑散 9g（布包）
醋青皮 5g	山楂炭 9g	桃仁 5g	生鳖甲 9g（先煎）
生地黄 18g	义海藻 9g	升麻 3g	炮山甲 9g（先煎）

每日 1 剂。

三诊：上方略行加减共服 15 剂左右，齿衄减少，腹胀减轻，饮食增加，每日能进米饭 450 g，精神显著好转，体力有所恢复，唯口干、少寐未减，舌红苔薄，脉细弦带滑。久病阴伤，守前方加北沙参 15g、玄参 15g、牡丹皮 5g、绵茵陈 9g。继服 2 周。

四诊：坚持服上药两个月，腹胀明显减轻，腹围由 96cm 缩小至 78cm，脾于胁下 9cm 缩小至 7cm，精神如常，生活已能自理，饮食明显增加，偶感心烦，小溲淡黄，脉弦带滑，舌质红，苔薄。仍守前方略行加减以巩固疗效。

随访 5 年患者病情稳定无复发。

按 本例患者臌胀，正虚邪实，故以祛邪为主，扶正为辅，予大部分的活血化瘀软坚散结之品治疗，辅以健脾升清降浊药物。后期腹水渐消，而肝阴不足之征突出，故转为柔肝养血，施以化瘀之品，收效较为满意。临床观察，升清降浊、柔肝软坚法施于女性肝硬化腹水症疗效较好，用于男性效果不甚满意，是否因男子少阴用事，女子厥阴用事，因禀性不同而有所差异，记之以俟贤达教正。

第三节 气 瘿

田某，女，35 岁，工人，1987 年 5 月 8 日初诊。

患者自 1986 年 6 月出现心悸、汗出、颈前肿物隆起，自服海带以疗疾，遂致症状加剧。方就诊于某省级医院，经检查三碘甲状腺原氨酸、四碘甲状腺原氨酸等异常，确诊为甲状腺功能亢进。患者因惧西药之性，而转求中医治疗，前医多开昆布、海藻类药物，服之不仅无效，反见症状加重。辰下仍心悸，手足酸软无力，颤抖，口干喜饮，心烦焦躁，烘热汗出，多食善饥，夜寐不安，大便溏，日行 1 ～ 2 次，溲可。舌淡胖尖红苔白，脉细弦数，脉率 126 次 / 分。视其目，炯炯有神，形体偏瘦，言多激动，甲状腺肿大约Ⅱ度，双侧甲状腺体听诊闻及血管收缩期杂音，并扪及猫喘。证属“气瘿”无疑。遂投扶正化瘿煎，每日 1 剂，处方：

桂枝 5g　当归 6g　漂白术 6g　生牡蛎 24g（先煎）

赤芍 9g　牡丹皮 9g　黄药子 9g　白茯苓 10g

桃仁 5g　麦冬 10g　夏枯草 15g　红枣 3 枚（擘开）

7 剂。

二诊：守上方加浙贝母以消痰散结，减黄药子以护肝。

三诊：服药 30 余剂，临床症状明显好转，心率由 126 次 / 分降至 96 次 / 分，口干烦躁减轻，夜寐转佳，大便成形，甲状腺肿大约Ⅰ度，药既中病，嘱其守方续进。服药百余剂，临床症状消失，甲状腺肿大亦消失。随访至今，病情稳定，未再复发。

第五章　肾系疾病

第一节　水　肿

病案一

陈某，女，25岁，1987年5月23日初诊。

患者于1984年3月因小虫叮咬后跗肿，1985年5月住入某省级医院，诊为肾病综合征，服雷公藤及激素后症状好转，尿常规示蛋白微量，8个月后出院。近来因患感冒，觉腰酸，后项沉重，多汗，入睡难。尿蛋白（+++），加服泼尼松每日20mg，但自服雷公藤后月经未至，咽红，二便正常。舌质红苔微黄，脉沉细数。证属肾阴不足，肺气失调，治以宣肺益肾利水消肿。处方：

生黄芪 18g　　秋蝉衣 5g　　紫浮萍 10g　　淮山 12g

益母草 15g　　紫苏叶 5g　　白茯苓 9g　　黄柏 9g

7剂。

并嘱渐停激素。

二诊：服药20余剂，上周检尿常规示尿蛋白转阴，食欲睡眠正常，项不强，跗不肿，月讯未至。脉沉细弦，舌苔薄，舌边有齿印。治宜益肾健脾，解毒坚阴。处方：

生黄芪 20g　　漂白术 9g　　黄柏 9g　　熟地黄 18g

山萸肉 12g　　白茯苓 9g　　淮山 12g　　光泽泻 10g

丹参 10g　　怀牛膝 9g　　防风 3g

10剂。

三诊：症状均消失，唯月经未至，脉滑，舌苔厚边有齿印，尿常规无异常。治以益气健脾、温肾通经。

生黄芪 20g　　山萸肉 12g　　益母草 15g　　淮山 12g
潞党参 15g　　怀牛膝 9g　　漂白术 9g　　防风 3g
熟地黄 18g

10剂。

嘱渐停雷公藤片。

四诊：停服雷公藤后2个月，月经来潮，经量正常，但时有腰重感，尿常规无异常。上方已断续服用数月，今请再拟一方常服。脉细缓，舌质红苔薄白。治以健脾益肾。处方：

潞党参 18g　　漂白术 6g　　白茯苓 9g　　盐陈皮 4g
怀牛膝 9g　　炙甘草 5g　　生黄芪 12g　　熟地黄 18g
淮山 12g

7剂。

翌年结婚育一子，其父特来报喜，母子均安好。

病案二

赵某，男，19岁，学生，1985年3月23日初诊。

患者患急性肾小球肾炎已年余，现因病而停学1年。曾口服抗生素、注射青霉素等治疗，症状反复不愈。尿常规蛋白尿（++），白细胞1～2个/uL，上皮细胞1～2个/uL，红细胞少许，颗粒管型1～2个/uL。头面眼胞水肿，神差，畏冷，疲乏，腰酸硬，纳呆，大便正常，小便泡沫样，舌质淡红苔黄厚，脉数。证属风邪外束，肺气失宣，水道不调，聚水为患。治以疏风清热、宣肺利水。处方：

紫浮萍 10g　　连翘 10g　　赤小豆 15g（杵）　　黄柏 9g

秋蝉衣 3g　川木通 6g　生蒲黄 6g（包）　苍术 5g
光泽泻 9g　怀牛膝 9g　六一散 18g（布包）

5 剂。

二诊：其父代诉，腰酸易疲劳，纳呆，咽红，尿常规示尿蛋白少许，上皮细胞 0～1 个 /uL，白细胞偶见，红细胞 1～2 个 /uL，仍守上法。处方：

生蒲黄 9g（布包）　秋蝉衣 3g　滑石 18g　甘草梢 5g
仙鹤草 12g　白茯苓 10g　乌药 6g　淮山 12g
光泽泻 10g　熟地黄 18g

7 剂。

三诊：尿常规见尿蛋白少许，上皮细胞 0～1 个 /uL，白细胞 0～1 个 /uL，纳食一般，易疲劳，腰背不酸，咽红。脉沉弦，舌淡红苔微黄。治以宣肺益肾，疏风散寒。处方：

秋蝉衣 3g　紫苏叶 5g　生地黄 24g　光泽泻 10g
怀牛膝 9g　牡丹皮 6g　生黄芪 12g　白茯苓 10g
益母草 10g　淮山 18g

5 剂。

另嘱羊肉半斤炖生黄芪 30g，每周 2 次，去渣饮汁。

如此反复治疗年余，检查尿常规均正常。数月以后，于 1987 年 7 月高分考入大学，嘱其避免劳累及剧烈运动，注意四时寒热，预防感冒为要。

病案三

郑某，女，12 岁，1984 年 5 月 21 日初诊。

患有肾病综合征近 2 年，住院治疗数月不愈，服激素后身体亦肿胖。辰下：头面及肢体水肿，口不干，纳呆欲呕，胃脘胀满，气喘，动则为甚，小便少，大便溏薄每日数次，舌质淡苔薄白边有齿痕，脉沉缓。尿常规：尿蛋白（++），红细胞少许，白细胞（+），上皮少许。证系脾虚作胀，肾虚作喘，为今之计，先以益气疏风，通调水道而利水消肿。处方：

秋蝉衣 3g　紫苏叶 6g　光泽泻 10g　生黄芪 18g
白茯苓 10g　车前草 9g　紫浮萍 10g　益母草 12g
牡丹皮 8g　淮山 15g

3 剂。

嘱在西医指导下渐减激素。

二诊：家属代诉，颜面肿消，但仍跗肿，压之凹陷，视物模糊，纳食稍增，仍胃胀欲呕，气喘。照上方加当归尾 6g，续服 3 剂。

三诊：其母代诉，纳食少，小便长，检尿常规示蛋白少许，白细胞少许。症有转机，仍以疏风散寒，宣肺益肾法治之。处方：

生黄芪 18g　秋蝉衣 3g　益母草 15g　淮山 15g
白茯苓 10g　紫苏叶 5g　熟地黄 18g　牡丹皮 6g

4 剂。

并嘱用生黄芪 30g，羊肉 250g 炖服，每周 2 次。

按上法治疗不过 3 个月，病症日趋好转，尿常规检查均正常，至今随访无复发。

第二节　缩阴症

邱某，男，22岁，未婚，1964年5月13日初诊。

患者近5年来有遗精史。两个多月前因感冒，连续20多天身体不适，伴畏冷。2月23日晚梦遗一次后，突然阴茎冷缩，手足冰冷，背部恶寒及筋惕，异常惊慌，经家人以烤火暖身并饮热茶后，才逐渐恢复。以后经常在走路或大便时，阴茎突然内缩变小变硬，如花生仁大，并觉一股冷气自小腹直达足内侧，手足冰冷。平时精神易于激动，睡眠时阴茎易于勃起。某医院诊为精神过度紧张，予服镇静药，并嘱休息，但均无效。细问病情，患者平时怕冷，尚有多梦、头晕等症状，面色较为苍白，舌苔薄浊，脉弦数紧。脉证合参，系属肝经虚寒，治当温肝散寒。方取当归四逆加吴茱萸生姜汤，处方：

当归5g　桂枝3g　杭白芍9g　北细辛2g
通草5g　生姜6g　炙甘草3g　吴茱萸3g
红枣3枚（擘开）

3剂。

二诊：药后未见阴缩，头晕减轻，唯夜寐多梦，阴茎勃起，小溲清长，苔薄白，右脉弦细。仍以温养肝肾为治，照前方加肾气丸9g分吞，服4剂。

三诊：缩阴已愈，唯倦怠，食欲差，连续3个晚上遗精。苔薄白，脉弦有力。阳气已回，宜以调和肝脾收功。方拟丹栀逍遥散加车前子，以善其后。

按　缩阴一症，临床罕见。《黄帝内经·灵枢》“经筋”曰：“足厥阴之筋……上循阴股，结于阴器……伤于寒则阴缩入。”本例患者畏冷怕寒，四肢冰冷，面色苍白，脉弦数紧，舌苔薄浊，一派寒象，伤于寒则无疑也。脉证合参，系素体血虚，阳气不足，复感外寒，足厥阴筋脉失荣，气血运行不利，不能温养四末。寒主收引，出现阴卷囊缩，遗精，四肢冰冷，面色苍白，一股冷气由少腹至足内侧，脉弦紧，舌苔薄浊等一派肝经虚寒证候。遵“寒者温之”的治疗原则，选温肝散寒、调营通滞的当归四逆加吴萸生姜汤较为合拍，药仅6剂而收功。当归四逆散治厥阴表寒，加吴茱萸从上达下，生姜从内发表，达到复阳而生阴，舒筋而散寒的目的。二诊中前方加温补肾阳的肾气丸，取其阴中求阳之意也。三诊因阳气已回，乃以疏肝理脾的丹栀逍遥散主之，使肝气舒畅，脾得健运，则遗精、食欲差、倦怠、情绪激动等诸症自愈。

第三节　滑　精

江某，男，20 岁，未婚，工人。1975 年 1 月 20 日初诊。

患者近 1 年来排便或稍劳动用力时，尿道口即有乳白色精液流出，伴有腰部酸痛，容易疲劳，夜寐多梦，二便正常，舌质红尖赤，苔薄白根黄，脉弦细缓。尿常规检查：精虫（+）。此脾肾俱虚，蛰藏失控，而致滑泄不禁，拟健脾补肾固精益髓之法。处方：

金樱子 15g　怀牛膝 9g　建莲子 15g　生牡蛎 25g（先煎）

建莲须 15g　白茯苓 9g　漂白术 5g　车前子 9g（布包）

菟丝子 9g（布包）

6 剂。

二诊：药后未见明显疗效，舌脉如前，肾精亏损非数药可愈，仍以前法加重补肾固精之品，以缓图之。并嘱毋须忧虑，怡情静性，对病情有利。处方：

金樱子 15g　建莲子 15g　破故纸 9g　生牡蛎 24g（先煎）

熟地黄 18g　煨白果 15g　川续断 9g　炙甘草 3g

菟丝子 9g（布包）

6 剂。

服上药 6 剂后，病情出现转机，滑精次数减少，腰痛减轻，药既中病，守法续进。思败精阻滞前窍，当佐分清泌浊之法，以溺管有两窍，尿窍利而精窍自闭，遂于上方中或加盐知柏、萆薢、乌药等善后，先后服药共 28 剂，病则痊愈。

按 《黄帝内经·素问》“上古天真论篇”曰：“丈夫二八，肾气盛，天癸至，精气溢泻……”男子弱冠，精满而溢，本为正常生理现象，然本案患者不明其理，思想恐惧乃至脾肾俱虚。脾肾虚则固摄无权，精门屡开，滑脱不禁，而致精血日亏，恐惧之心尤甚，如此恶性循环，遂出现临床所见之一派虚羸现象。肾水已亏，相火失制，水火不济则寐梦纷繁。本案既以脾肾俱虚，固摄无权为病之根本，则温补脾肾，固精益髓为治当最为妥帖。然心病不除，药何济于是乎？还须去其恐惧心理，遂以言语慰藉心灵，调情达志。先后服药仅20余剂，病遂向愈，亦赖以患者年轻血气方刚之体耳。

第四节　血　精

病案一

陆某，男，47 岁，职员，1987 年 12 月 21 日初诊。

患者血精已半年有余，各方检查未见病理体征，治疗亦罔效。辰下仍见口臭心烦，寐差，少腹坠胀感，尿偏红，大便较干，舌质红苔黄，脉细弦。证系肝经湿热，治以清热利湿。方取龙胆泻肝汤去当归一味，嫌其性热扰动精血，加牡丹皮化瘀以止血。处方：

龙胆草 9g	生地黄 15g	生栀子 9g	枯黄芩 6g
毛柴胡 5g	车前草 12g	川木通 5g	光泽泻 9g
牡丹皮 6g	甘草梢 3g		

3 剂。

二诊：药后口臭心烦、少腹坠胀减轻，但仍有血精，舌脉如前。照上方加滑石 18g，以利腑泄热，服 5 剂。

三诊：血精仍见少许，余无不适。舌质转淡苔薄黄，脉细弦。照 12 月 21 日方加仙鹤草 15g，服 7 剂。

四诊：血精消失，余无不适感，仍守原方巩固疗效。服 7 剂。

病案二

盛某，男，39 岁。职员，1988 年 2 月 7 日初诊。

患者近 2 个月发现血精，少腹下坠感，口干，纳少，二便正常，舌质暗红苔薄黄，脉细弦。病机与前例同，治法可仿用，取龙胆泻肝汤加减，处方：

龙胆草 6g	川楝子 9g	生栀子 9g	毛柴胡 5g
枯黄芩 6g	光泽泻 9g	生地黄 15g	牡丹皮 6g

白茅根 12g　　川木通 5g　　车前草 9g

3 剂。

二诊：药后未发现血精，余症消失，续服 5 剂善后。

按 血精，乃肝经湿热，气郁化火，热扰精室，破血下行，见少腹坠胀，小溲拘急，心烦口苦。笔者治血精患者，均采用龙胆泻肝汤而获效。何以龙胆泻肝汤治血精？足厥阴肝经循少腹绕阴器，《医宗金鉴》用本方治肝火兼挟湿热，肝火上逆则胁痛、口苦、心中烦热，湿热下注则见淋浊尿血、阴痒囊痛等。方中龙胆草大苦大寒，泻肝胆实火，除下焦湿热；栀、芩苦寒泄火；川木通、车前草、光泽泻清利湿热，火盛必劫阴液，故用生地黄、当归滋养肝血，使邪祛而正不伤；柴胡条达肝气，甘草和中解毒，并以协调诸药。

第五节　阳　痿

病案一

陈某，男，37 岁，干部，1977 年元月来信求医。

函诉：阴茎不举或举而不坚已 4 年。既往有手淫史，结婚 4 年，并无性生活要求。夏天怕热多汗，出汗后衣衫腹围部位均有黄色汗渍，经常矢气，响而不臭，食欲及二便均正常，时有遗精，无早泄史，畏冷，脉搏 60 ～ 70 次 / 分，舌质淡红，边有齿印。1976 年曾服五子衍宗丸及赞育丹加减等壮肾阳、补气血之方药 20 剂左右，觉腰部有力，但阴茎仍不易勃起，后又服填肾精、壮肾阳为主的方药，虽有短暂几天阴茎能举，以后又成痿态。几年来，经多方求治无果，精神甚为苦恼。

究其病因，患者常有手淫，精血损耗，阳失阴恋，欲火顿萌，华盖受克烁，“肺热叶焦”遂成阳痿。夏天阳气恒泄于外，卫外不固，故怕热多汗；经常矢气，系肠风飧泄，为气虚之类也；舌质淡红苔薄，舌边有齿印乃气阴不足之征。《黄帝内经》有“病在下治诸上”的治则，故拟补益气阴，滋肾固精之法治之。方取生脉散加味，处方：

五味子 5g　　麦冬 9g　　玉竹 15g　　生牡蛎 24g（先煎）

炒栀子 9g　　杭白芍 9g　　牡丹皮 9g　　生熟地各 18g

建莲须 9g　　漂白术 6g　　沙苑 9g（布包）。

并嘱患者要怡情养性。

因函件往返，4 月 22 日患者始服首剂，服 1 剂后，阴茎即能勃起而同房，但排精量少，服 15 剂后，7 天同房 4 次，均能正常排精，出汗亦减少，嘱患者节欲蓄锐，并服六味地黄丸以巩固疗效。

1978 年 4 月特来函告知：服药 1 个月后妻子怀孕，喜得贵子，阖家欢乐。

病案二

叶某，男，38 岁，教师，1976 年 8 月 30 日初诊。

患者结婚十余年未育。初婚时性生活尚正常，翌年出现阳痿，阴茎不能勃起，早泄。患者认为自己阳痿，即服红参、鹿茸等温肾壮阳之品，药后阳痿反而加重。无早泄，性欲几乎消失，先后使用绒毛膜促性腺激素 20 多支，亦无效果，求子心切性情抑郁。舌质红，苔薄黄，脉弦滑。

患者新婚，房劳太甚，宗筋弛纵，发为阳痿，日久思想苦闷，遂令木失条达，肝气郁而化火，损耗肾阴，故宜疏肝清热为治。方拟丹栀逍遥散加减，处方：

当归 6g　炒栀子 9g　毛柴胡 5g　杭白芍 9g
薄荷 3g　牡丹皮 9g　漂白术 6g　白茯苓 9g
桑椹 15g　甘草梢 3g

服药 9 剂后，阳痿已愈，同房能正常射精，随后继续服药 2 个月时间，性生活正常。同年 11 月，其妻检查已怀孕，后剖腹产男孩一个。1978 年其妻人工流产 1 次。

按 病案一以肺热叶焦立论投以生脉散加减，方中以玉竹代人参与麦冬、五味子三味药合用，一补、一清、一敛而具益气敛肺，养阴生津作用；生、熟地助麦冬养肺阴；杭白芍、生牡蛎助五味子敛肺气，与甘味药同用又能酸甘化阴；熟地黄、沙苑、建莲须补肾精以固涩；牡丹皮、炒栀子清热泻火而解郁。由于方中多为滋腻之品，恐伤脾碍胃，故以漂白术健脾益胃。此外，肾主藏精，肝主藏血，若性欲无度，精血日衰，可致肝肾虚、精血竭；思虑忧郁，肝失条达，郁而化火，损耗肾阴，亦成阳痿。如妄投助阳温肾之品，则火愈炽而精血愈伤，欲速则不达。故治疗之法，必须审因察理，辨证论治，不可拘泥。病案二是精神因素引起的阳痿，以丹栀逍遥散加减。方中减去生姜之辛辣，加桑椹取其性味酸甘以化阴，色黑入肾而滋肝，加薄荷轻清升扬意于逍遥。逍遥者，顾名思义，逍遥自在，无思无虑之意也。按逍遥散，乃疏肝解郁、健脾养血之剂，连服2个月，性生活正常。

第六章　气血津液疾病

第一节　消　渴

刘某，男，40 岁，1976 年 9 月 23 日初诊。

患者食欲亢进，头晕，四肢乏力，体重减轻十余斤，口干尿量增多，甜味带泡沫，腰酸楚，舌质红，苔少，中剥呈鸡心舌，脉细滑数。检查尿糖（+++）。证属消渴（中消为主），治宜滋阴清热，益气生津。方取玉女煎加减，处方：

潞党参 15g　麦冬 10g　生石膏 30g（先煎）　知母 10g
怀牛膝 10g　生地黄 18g　淮山 15g

每日 1 剂。

二诊：上方共服药 15 剂，尿量减少，夜间口干，腰酸痛，略感头晕，舌质红，苔少，脉弦滑数。查尿糖（+）。仍以玉女煎合知柏地黄汤加减，处方：

黄柏 10g　知母 10g　熟地黄 18g　女贞子 15g
墨旱莲 15g　淮山 12g　淡竹叶 10g　北沙参 10g
白茯苓 10g　怀牛膝 10g　甘草梢 3g

每日 1 剂。

以上方加减，共来诊 14 次，服药 55 剂，症状逐渐减轻，尿糖转阴性或微量直至稳定。

三诊：不甚善饥，夜里口干、唇燥，晨起目眵多，腰酸，有时耳鸣。每天排尿 5 ～ 6 次，尿色稍赤。舌质淡红，苔薄白，脉弦滑。尿糖阴性，偶尔微量。证属肾阴亏损，阴亏烁津，下焦湿热，仍以知柏地黄汤合玉女煎迭服收功，处方：

女贞子 15g　墨旱莲 15g　知母 10g　黄柏 10g

漂白术 6g　白茯苓 10g　淮山 15g　牡丹皮 6g

石膏 30g（先煎）　怀牛膝 10g　北沙参 10g　枸杞子 10g

生熟地各 12g

每日 1 剂。

以上方为主加减，共服药 47 剂，患者注意控制饮食，口干悉解，饮食如常，二便正常，多次查尿糖均为阴性。

按　消渴一证，虽系肺燥、胃热、肾虚，但根据其尿有甜味，则属水谷转输失常，脾气不升，精微下泄，故在治疗中以上、中、下三消辨证论治为基础，加入补脾益气之品，亦有“善补阴者，必于阳中求阴”之意。

该患者初诊主要表现为中消症状，故以玉女煎清胃热、泻胃火、补肾滋阴。服药近 2 个月，患者口干、多食症状减轻，尿糖亦降低，除中消症状外，肾阴亏损之证相对明显，故治疗重点应在下焦，以玉女煎合知柏地黄汤加减。方药之增减，完全从辨证施治原则出发，但总不离乎纠正“阴虚阳亢”之病理。该患者年龄不大，患病时间较久，症状顽固，并非几剂药即能奏效。治则既定，仍应坚守，临证只需稍事调整，不宜大改，持之以恒，必能见效。患者自初诊至基本痊愈历时 93 天，汤药共进 70 余剂，若医者无毅力，患者无信心，是不可能取得好的疗效的。

第二节　汗　证

病案一

周某，男，56岁，干部，1979年3月21日入院。

患者以“胸痛25小时”入院，病始胸痛向咽部放射，痛甚则手足厥冷，汗出、畏冷，继而烦躁不安，气促不能平卧。诊断为下壁心肌梗死合并左心衰竭、心律不齐、休克。经中西医抗休克、抗感染、抗心衰、镇痛等处理，胸痛有所减轻，但仍汗出不止，遂于3月24日邀笔者会诊。视患者汗出不止，动则尤甚，且伴脉弦结代。思汗出濈濈然无定时，动则愈甚，乃自汗使然。汗为心液，心气阳虚，卫表不固则液泄，心失所养则心悸，脉结代。治宜益气固表。仲景曰：“心动悸，脉结代，炙甘草汤主之。”炙甘草汤既补心阳，又滋心阴，当为首选之方。处方：

炙甘草9g　　生地黄18g　　桂枝5g　　西洋参6g

五味子5g　　生黄芪24g　　麦冬9g　　光泽泻10g

火麻仁12g　　阿胶12g（烊冲）　　生牡蛎24g（先煎）

生姜1片　　红枣3枚（擘开）

1剂。急煎服。

入暮，巡视病人，患者诉药后汗仍不止，稍动益甚，烦躁不安，口干，大便秘结，小溲灼热，舌暗红苔黄腻，脉弦滑。何以服药不效，反现热象？细察病情，追查病史，始知患者素体湿热偏盛，处方时忽略禀赋各殊，仅根据心气阳虚，心液外泄，投温补滋腻之品，必然助湿化热。病属虚实夹杂，单纯温补已非所宜，遂改补泻兼施之法。方取当归六黄汤加味，处方：

当归6g　　生黄芪30g　　生熟地各16g　　川黄连5g

黄柏 10g　　　　枯黄芩 9g　　　　熟附子 6g　　乌梅 3g

煅龙牡各 18g（先煎）

1 剂。

次日视诊得知自汗已基本消失，小溲转利，灼热感已除，仍感心悸胸闷，舌质暗紫苔根浊，脉弦细结代。治转复脉，阴阳双补，以炙甘草汤加熟附、生牡蛎续服。经中西医结合治疗，患者心肌梗死终获效。

病案二

林某，女，26 岁，福州人，1988 年 12 月 4 日初诊。

患者系产妇，正常分娩。产后半个月，恶露未净，出汗量多，每日约湿透 6 件衬衫，烘热，口苦口干喜饮，二便正常。舌红苔薄脉弦滑。产后曾服过生化汤。思产后虽气血虚损，然多食温补、酒炙之品，多虚中挟有湿热。今汗出烘热，可由二因所致，一则体虚营卫不调汗出，一则湿热熏蒸迫汗外出，治宜虚实兼顾。方取当归六黄汤加炮姜 5g、炙甘草 3g。3 剂尽后，汗出明显减少，烘热感亦除。虑患者产后，苦寒之品不可多服，嘱其饮食调摄不必再药，后随访得知病无复发。

或问：产后恶露未净，苦寒之品凝滞，素为产后所忌，难道不畏血瘀胞宫之弊？答曰：有是病用是药，中病即止，何惧之有？且川黄连、枯黄芩、黄柏乃气分之药，苦寒坚阴，苦易化燥不伤血分，而方中又有炮姜、当归以暖宫，所以无碍耳。

按 当归六黄汤出自《兰宝秘藏》，方中共七味药：当归、生黄芪、生地黄、熟地黄、枯黄芩、川黄连、黄柏。后世皆谓本方为阴虚火扰盗汗证而设，实则不仅仅适用于阴虚火扰之汗证。

当归六黄汤由于药味简单，配伍奇特，既有补又有泻，既苦寒又甘寒，乍看似感驳杂，所以难以为人们所接受，故用者甚少，功效更鲜为人知。笔者偶得之，并加以验证，不禁为其功效之神奇称绝。上举验案以为佐证。

汗血同源，汗为心液，血在脉中运行，卫气固护于外。若卫外不固，内热熏蒸皆可导致汗液外泄。从当归六黄汤的组成来看，当归、生地黄、熟地黄养血；生黄芪益气固表；枯黄芩、黄柏、川黄连清上、中、下三焦之火，使表固热清，汗出自然缓解。例一为心气阳虚，所以方中佐以温阳敛液之品；例二为恶露未净故佐以炮姜、炙甘草以暖宫，均获良效。笔者临床每遇汗出烘热或久汗不止，服他药无效时，均以本方为主，再视病情加减用药，效果均较满意。

第三节　便　血

病案一

刘某，男，38 岁，干部，1975 年 11 月 2 日会诊。

1975 年 10 月 10 日于某市级医院行球状内痔结扎摘除术。入院时检血小板计数 12×10^9/L，出凝血时间、凝血酶原、血块收缩时间均正常，手术顺利。术后第 3、4 天各排一次黑便，因量少未予注意。第 5 天矢气时流出鲜血约 100mL，即在局麻下松弛肛门，伤口检查未见明显出血点，仅见局部黏膜面粗糙，予缝扎 3 针加固。此后常有便血，量多时达 1000mL。10 月 24 日转外科病房，经乙状结肠镜检查示整个 25cm 肠腔中均有暗黑色血块附着，肛管内不时排出柏油样稀便。为进一步明确诊断，于 10 月 29 日请多位外科专家会诊后，遂行剖腹探查，自胃至降结肠处均未见出血点。再于胃窦部前壁切开胃壁约 3cm 长，黏膜内探查，显示胃体部、幽门及十二指肠均未见溃疡及出血点，反流的胆汁正常，肝、脾、胆囊均未见异常。术中未找到出血部位。患者转入外科后，每隔 2 天大出血 1 次，每次输血 800mL，先后共输血 8 次计 6400mL。中西医均采用止血措施，仍无济于事。于 11 月 2 日急邀笔者会诊。笔者视患者形容憔悴，面色苍白，神疲懒言，语声低微，耳鸣额汗，四肢不温，舌质淡苔白根浊，脉沉弦滑数。此系下血日久，气随血虚，以气血相资为用也；面色苍白，亡血之征；脾阳虚则四肢不温，中气馁则神疲懒言，语声低微；精脱者则耳鸣，阳气虚则额汗出。舌淡为虚，苔白为寒，根浊为湿，脉弦滑数为热，寒、热、虚、湿交织一起。热者清之，寒者温之，虚者补之，湿者燥之。选一方而四法具，唯黄土汤温阳健脾、坚阴固血最为合拍。处方：

西洋参 5g（另炖）	阿胶 15g（分冲）	漂白术 10g
干姜炭 5g	黑地榆 15g	枯黄芩 6g
炙甘草 5g	牡丹皮 10g	灶心黄土 30g（布包）

1 剂。

黄土汤原方中去熟附子，嫌其剽悍走下，易干姜炭以温中止血，加西洋参益气养阴，牡丹皮为血中之气药，以防离经之血留舍肠胃，用以行血祛瘀。生地黄养阴生津，清热凉血，性寒滋腻，故易黑地榆以凉血止血。当晚服药 1 剂，次晨觉肠鸣矢气，再进 1 剂。

二诊：精神转好，排便 1 次仍为柏油样，量仅前天的一半，继之为中药汁色，故又输血 400mL，脉细缓，舌质淡。前法已中鹄，再步前尘。按原方加熟地黄 20g、黑槐花 12g（布包）、荆芥炭 3g 以凉血补血。前后共服 6 剂，至第 4 剂时便血转阴，续调饮食，静养 3 周康复出院。

病案二

陈某，男，20 岁，武警战士，1988 年 3 月 15 日会诊。

患者于 1988 年 2 月 5 日，因十二指肠球部溃疡穿孔，22 小时后在武警医院行毕Ⅱ式胃大部切除术。术后高热，于第 4 天出现黄疸，且逐渐加深，第 7 天再行剖腹探查，发现右膈下脓肿，胆总管下段炎性梗阻，行“T”管引流，但仍高热不退，黄疸愈深。第 8 天出现胆道出血及呕血约 300mL，全身病情恶化，于 1988 年 2 月 21 日转入某省级医院外科病房治疗。

转院后又行剖腹探查术，发现胆总管周围活动性出血，即给予填塞止血术、抗生素及静脉滴注营养剂等治疗。于术后 15 天（即 3 月 6 日）自“T”管流出鲜红色血约 1000mL，3 月 11 日再次出血约 1000mL，2 天后又出血 600mL 左右，3 月 14 日晚呕血 200mL，排黑便及鲜血约 800mL。近 6 天已输血 14000mL，血红蛋白 3g/L，病情危重。

3月15日外科主任特邀笔者会诊，求中药止血。视患者头面皖白无血色，周身水肿，压之如泥，皮肤、目眦黄染，腹胀，身热不扬，口干喜饮，肠鸣矢气，溲黄，舌淡体胖，舌尖红苔黄厚，边有齿印，脉细弦数，脉率132次/分。证属失血过多，元气耗伤，御血无权；肝胆郁热而迫血妄行，时而上吐，时而下溢；苔黄浊尖红乃湿郁伤津之象。治从健脾温胃，坚阴止血为首重，佐以生津清热退黄。方处黄土汤加味，处方：

灶心黄土60g（布包） 生地黄24g 枯黄芩9g 熟附子6g
阿胶12g（分冲） 漂白术9g 绵茵陈20g 侧柏叶24g
甘草5g

3剂。

西药仍采用抗生素及支持疗法。

二诊：再次会诊。患者诉服药后第3天排便即转褐色，水肿渐消，黄疸稍退，饥不欲食。体温在37.8～38.3℃，下夜热自退。药已中肯，仍守前方加生黄芪15g、八百光5g以益气摄血。西医主任医师谓，该患者血已止而炎症未消，每天要用500元抗生素治疗，若再能以中药抗感染，既可减轻药费又避免双重感染。笔者曰，此离经之血，血瘀则发热，瘀消则热自退，扶正即可祛邪矣。在此方中又加紫花地丁12g。

三诊：其父代诉上药共服7剂，3月25日后大便已转黄，未见出血，体温正常，脉缓70次/分，每日纳食约1000mL，寐好，血红蛋白已升至9g/L，嘱仍服上方7剂，悉心调养，以早日康复。后患者来笔者门诊治疗2次，法用补中益气、健脾养血调理。随访19个月均无恙。

此2例均为大出血之危证。一例剖腹探查无出血点，一例为胃手术后波及胆道出血，下溢大肠，行剖腹探查术后，见胆总管活动性出血点，二者均采用黄土汤加减治疗而获效。何也？然血从中焦所化，实为胃土所资也。脾与胃相表里，胃虚则不能行气于三阳，脾虚则不能行津于三阴，气日以衰，脉道不利，引起下血。脾统血，为阴土，赖阳气以运行，肝藏血，为刚脏，借阴液而柔润。黄土汤温阳而不燥，护阴而不腻，使肝脾两和，血有所归，自无“妄行”与“失道”之患，实为治疗便血之良方也。

第四节　鼻　衄

王某，女，52 岁，1975 年 1 月 2 日初诊。

患者感冒一周，感冒第 4 天开始鼻衄、齿衄，右侧头痛剧烈如钻刺，牵至右牙龈及右中耳疼痛，呈间歇性发作，每发持续约 1 个多小时，伴畏冷，怕风，肩背酸痛，食欲不振，口不干，二便正常。舌质红苔黄浊稍厚，脉浮弦。证为脉络不通，风邪郁滞，治以和解少阳，搜风散邪。处方：

毛柴胡 3g　秋蝉衣 5g　直僵蚕 5g　玄参 9g
清半夏 6g　枯黄芩 6g　北细辛 1.5g　白芷 3g
菊花 3g　甘草 3g

2 剂。

二诊：鼻衄、齿衄已止，头痛好转，右中耳仍有微痛，畏风，头晕，舌质红苔黄浊，脉弦细数。症势已趋坦途，病情向愈之机。治法仍遵原法，加清热降火之品。处方：

玄参 15g　毛柴胡 3g　秋蝉衣 5g　枯黄芩 6g
菊花 5g　怀牛膝 9g　清半夏 6g　甘草梢 3g
盐黄柏 9g

2 剂。

服上方药后，头痛已除，衄血未作。

按　此衄血不为里热，应分析为表热，衄不必忧，古人以血为汗，是邪从衄解之势，柴胡证具，故用小柴胡汤加减，能转少阳之邪热。方中加细辛、白芷二味，辛窜开滞善治头痛、牙痛、中耳痛，正合“高巅之上唯风药可达”之旨；秋蝉衣、直僵蚕搜风散邪；玄参、菊花辛凉散热、咸寒降火。上药虽非止血之剂而血止，以其透发风热，达到邪解衄止、营卫调和的目的。服药2剂后鼻衄、齿衄均止，唯头晕、畏风、右中耳仍有微痛。“肾开窍于耳”，乃循前法去辛窜之辛、芷与搜风之直僵蚕，以滋肾之怀牛膝下行，使火降气平，血随气下，不再有“妄行”与“失道”之患，而头晕、中耳痛之疾可随之痊愈。

第七章　妇产科疾病

第一节　月经先期

罗某，女，17岁，学生，1993年4月10日初诊。

患者前半年因学习紧张月经量多近崩，急往某省级医院治疗3个月，经量正常，但月经先期而行，色暗伴心烦，口干思饮，头晕，腰酸，舌质红苔微黄，脉细数。证属肝肾阴虚，血海蕴热。治以养肝滋肾，清血分伏热。方取二地、二至汤加减，处方：

生地黄18g　地骨皮9g　麦冬9g　杭白芍9g

女贞子12g　墨旱莲12g　玄参9g　牡丹皮6g

生牡蛎24g（先煎）

3剂。

二诊：药后心烦口干减轻，头晕仍有，舌质转淡苔薄黄，脉细弦。再拟清热养阴法治之。处方：

生地黄18g　地骨皮9g　麦冬9g　杭白芍9g

乌大豆18g　太子参12g　生牡蛎24g（先煎）

玄参9g　墨旱莲12g

3剂。

此方以清血分伏热为主，加太子参以益气养阴。

三诊：患者此次月经周期将近，担心又提前来经。服上药后心烦、口干已近消失，头晕腰酸已瘥，二便尚调，舌质较淡。经期将届，血分蕴热已清，但女子以血为本，肝为藏血之脏，治以疏肝养阴。方取丹栀逍遥散加减，处方：

炒栀子 9g　牡丹皮 6g　毛柴胡 5g　麦冬 9g

生地黄 18g　白茯苓 9g　乌大豆 18g　薄荷 3g

杭白芍 6g

3 剂。

后告笔者月信如期而至，嘱再按上方服用 2 个周期，以巩固疗效。

按 月经周期提前 7 天以上，称为“月经先期”。临床中月经先期以虚证、热证为多。此虚证以肾精不足，肝肾阴虚多见；此热证为阴虚内热、热迫血行所致，但亦有肾气亏虚、藏泄失司，或肝经郁热所致。由于病因不同，对本病应辨证论治。

第二节　带　下

病案一

王某，女，40岁，1992年3月17日初诊。

患者素体虚弱，经常头痛，痛时用力敲打头部稍感舒服，并伴头重目眩，不能睁眼，神疲乏力，胸闷不适，纳差，舌苔薄腻，脉细。患者因头痛剧烈曾在内科就诊，予天麻钩藤汤、益气聪明汤等补气活血、祛风止痛之剂，但头痛，两目昏眩，神疲面萎，带下量多色稀白症状仍不减。今由朋友介绍而来求诊，追问病史知其头痛与带下有关，每当痛时带下稀白增多，头重痛如裹，痛甚呕吐。曾在外院脑电图检查，未发现异常脑电波。证属脾虚湿注，治以健脾燥湿止带。处方：

潞党参15g　炒苡仁15g　毛柴胡5g　苍白术各5g
光泽泻9g　杭白芍9g　赤石脂9g　车前子9g（布包）
白芷3g

5剂。

服5剂后带下减少，头痛未作，续服10剂则头痛愈。1年后随访，未有复发。

按　带下产生原因很多，有脾虚、肾虚、肝郁、湿热等，归根结底如《傅青主女科》云："带下俱是湿证。"今患者主要为脾虚湿盛之故，湿盛下注，带脉受累，带脉失约，冲任不固，则带下颇多。头痛与带下关系极为密切，素体虚弱，脾虚生湿，湿邪下注，则为带下；又因湿邪上蒙清窍，则头痛不已。所以，湿越盛，则头痛越剧，带下亦增多。故脾虚是致病之源，湿邪为致病之因，治疗当以健脾燥湿、除湿止带之法，用完带汤加减以健脾益气、分利水湿，使脾健湿化，自无湿盛下注伤及带脉而致带下，无湿上蒙清窍而致头痛，故病愈。

病案二

林某，女，34岁，1977年6月25日初诊。

患者带下色赤气腥、淋漓不止已半月余，面色少华，头晕神疲，体倦乏力，微恶寒，全身酸楚，尤其腰府绵绵作痛，寝食尚可，舌淡苔薄，脉沉细。素体虚羸，气血亏虚，盖因寒客胞宫，冲任失守，以致赤带淋漓。治当温经散寒，养血固冲。方取《金匮要略》温经汤加减，处方：

桂枝3g	吴茱萸3g	当归6g	生牡蛎18g（先煎）
丹参9g	乌贼骨9g	黑穞豆15g	黑艾叶2g（布包）
川芎5g	川续断9g	杭白芍6g	炙甘草3g

3剂。

二诊：服药后诸恙均减，赤带已基本干净，舌脉同前。照前方去川芎加白茯苓12g，嘱进3剂。不复来诊，尔后以他病就医，询悉服药6剂后，血带止，年余未复发。

按 《傅青主女科》曰："妇人……以赤带之为病，火重而湿轻也。夫火之所以旺者，由于血之衰，补血足以制火。"张锡纯云："带下为冲任之证……冲任有滑脱之疾，责之带脉不能约束，故名为带也。"由上可知，赤带之为病，一责之于血虚，虚火迫血妄行；二责之于带脉失约。本案患者面色少华，神疲倦怠，头晕腰酸，舌淡，脉沉细，血虚见证足矣，而虚火未萌且微恶寒，肢体酸楚等寒邪客于肌表之征，揆其带脉失约之因，本在于血虚，标则在于寒客胞宫，故治以温经散寒、养血固冲，投温经汤加减。方中以桂、萸温经散寒，重用养血调冲之四物汤以扶正，加入黑艾暖宫止血，丹参活血祛瘀以化离经之血，穞豆凉血补血，乌贼骨味涩为固冲之要药。证切药专，故获速效。

第三节　产后出汗

郑某，女，30 岁，干部，1984 年 1 月 5 月初诊。

患者产后汗出不止，历时旬余。前医谓之“产后自主神经功能紊乱”，投桂枝龙牡汤合甘麦大枣汤无效。见寐则汗出，汗透发际及衣被，遂致不敢合眼，伴形寒，面色苍白，头晕难支，甚则眼前发黑，神疲乏力，脘胀纳呆，口不干，二便尚可，舌淡苔白，脉沉细。此气血俱虚之候，当祛瘀生新、益气敛汗，遂投生化汤加味，处方：

当归 9g　熟地黄 12g　炮姜 3g　漂白术 6g
桃仁 3g　益母草 9g　川芎 5g　酒白芍 9g
潞党参 12g　炙甘草 6g　生龙牡各 12g（先煎）

2 剂。

药后显效，神清汗止遂停药，后以饮食调理恢复体质。

按　汗者，津液所化生，“阳气阴精蒸化出焉”。心主血，汗为心液。今患者病发于产后，恶露未净，精血已亏，血不养心则神气浮越，心液不藏而外泄，故寐则汗出；气为血之帅，血为气之母，以气血相资为用也，故现气血俱虚之候。桂枝龙牡汤调和营卫而敛淋漓之汗，甘麦大枣汤治脏躁以宁心而止熏蒸之汗，对治疗产后汗出尚属欠工。盖前医不采辨证施治而行辨病取药，焉能中鹄？产后气血大虚理宜大补，但恶露未净，用补须防滞血。今取生化汤加味，旨在“瘀血不去，新血不生”，生化汤行中有补，化中有生，实产后之妙方。钱氏《胎产秘书》曰：“地黄性寒滞血，芍药酸寒无补，其不误人者几希乎。”何以方中反加芍、地？盖芍药酒制去其酸寒之性而存和阴养血之功；熟地黄甘微温，生精血，乃补血要药，经过九蒸九晒，其性非寒；参、术益气温脾，以脾为后天之本，生化之源，脾健则血生，心神得养，心液得藏；再加龙、牡潜阳敛汗，故药到病除。笔者治产后诸病，注重其血虚血瘀之体，每以生化汤为基本方，随证而行加减，辄多获效。

第四节　产后疟疾

林某，女，22岁，已婚。1973年8月11日初诊。

患者宿患隔日疟。今值产后第27天，恶露已净。3天前开始寒战高热，隔日一作（体温40.5℃），头痛汗出，浑身酸楚，恶心。视面色㿠白，肌瘦神疲，唇舌不荣，苔浊灰腻，脉象浮滑数。此为素体虚寒，产后更羸，募原伏邪，乘虚而起。治宜扶正截邪，温下清上。方取截疟七宝饮合四兽饮加减，处方：

潞党参12g　淡竹叶9g　清半夏6g　枯黄芩6g
煨草果5g　炒常山6g　乌梅9g　杨桃花9g
盐陈皮5g　花槟榔5g　白茯苓9g　炙甘草5g
肉桂末1g（分冲）

2剂。

二诊：寒热头痛俱减，体温降至37.5℃，尚有恶心、神疲，自汗出。舌质暗淡，苔浊略退，脉滑。病势虽减，余邪未尽，脾虚挟湿，纳运失调，仍以健脾燥湿截疟为治。处方：

潞党参12g　淡竹叶9g　清半夏6g　草豆蔻5g
盐陈皮5g　杨桃花9g　炒常山6g　乌梅9g
甘草梢5g　肉桂末1g（分冲）

2剂。

三诊：寒热已罢，精神亦有好转，唯纳差、恶心欲呕未除，舌脉同前。疟疾已罢，体虚未复，脾胃失和。治以温中补虚，燥湿和胃。处方：

肉桂末1g（分冲）　清半夏8g　白茯苓9g　淡竹叶9g
盐陈皮5g　潞党参5g　草豆蔻3g　乌梅9g

嘉禾散 9g（布包）　　干荷叶 9g　　炙甘草 3g

2 剂。

四诊：精神转佳，饮食稍增，面色转荣，唯口中时泛涎沫，偶尔自汗出。舌苔白，脉沉弦。证属脾胃虚寒，湿痰内滞，当转温中健脾为治。处方：

潞党参 12g　　白茯苓 9g　　盐陈皮 5g　　清半夏 6g

公丁香 5g　　小茴香 5g　　熟附子 5g　　干姜 3g

淡竹叶 9g　　炙甘草 3g

迭进 2 剂，诸恙悉平，随访月余，未见复发。

按 本例有疟疾病史，产后遇劳复发，纳呆呕吐，病情虽重，使用温中固下，燥湿化痰法，即投截疟药而见效。实针对“脾恶湿，湿生痰也”之机。产后失血，下元多虚，面色㿠白，口唇不荣，舌苔浊暗是下元虚寒的真象；肌肤壮热，脉象浮数是阳气外泄的假象。上热下寒故用肉桂之辛热引火归原而收外泄之阳；配以淡竹叶清肺，毋令华盖受煎熬也；一温一凉并用，是仿既济法，取温下清上之功。四诊中肉桂易熟附子，意亦相同。至于方中之嘉禾散一味，出自《瘴疟指南》，功专升降阴阳，调中醒脾，燥湿化痰，主治中满下虚，脾胃不和，多痰纳呆。本例虽与瘴疟有别，然其机要则一也，故取之亦获良效。

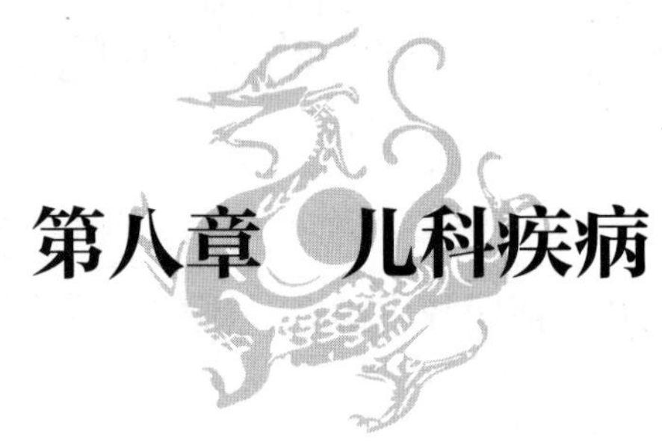

第八章　儿科疾病

第一节　小儿秋泻

曾某，男，8个月，1992年10月16日初诊。

其母诉患儿因饮食不慎，导致大便泄泻，色黄质稀水，带不消化物及奶瓣，日3～5次，经治疗时好时坏。时值秋月，视小儿精神萎靡，消瘦，双眼凹陷，纳少，口干，手心热，腹胀，肠鸣，时呕吐。粪常规示脂肪球（++）。证属脾虚湿注，治以温中散寒，化湿止泻。处方：

藿香叶5g　清半夏6g　白茯苓9g　神曲9g

白豆蔻5g　川厚朴5g　车前草9g　葛根9g

紫苏叶5g　甘草梢5g

2剂。

二诊：服药后大便次数减少，日2次，质转成形，但仍有奶瓣少许，无呕吐，仍口干喜饮，腹胀减，精神较前好转。舌质淡苔白。仍治以温中散寒，化湿止泻。处方：

藿香叶5g　清半夏6g　川厚朴5g　神曲6g

白茯苓9g　漂白术5g　太子参9g　甘草3g

白豆蔻5g

3剂。

按　小儿腹泻病因多端，秋季腹泻属时行疾病，为感受风寒湿三邪，客于肠道，阳气受遏，气机不畅，传化失常而生泄泻，其病机以脾阳不足为主。脾气主升，喜燥恶湿，脾阳充足，水湿得运，若脾阳不足，则传输失职，大肠清浊不分而发生泄泻。

小儿乃稚阴稚阳之体，且脏腑娇嫩，形气未充，后天薄弱，如喂养不当，冷暖失调而感受风寒暑湿之邪，轻则伤胃，重则损及脾阳，导致运化无权，升降失常而发生泄泻。治宜温中散寒、化湿止泻。方中藿香叶芳香化浊，清半夏、川厚朴、白茯苓健脾燥湿理气，车前草利前阴而实后阴，白豆蔻温中散寒，葛根解肌生津，神曲消食。药后痊愈。

第二节　小儿腹痛

林某，女，6岁，1988年末初诊。

其母诉前天幼儿园活动后右下腹疼痛伴发热。开始不以为意，认为是感冒食积诱发腹痛，2天后腹痛剧烈，腹胀，大便排出鸡屎状，日数次，痛苦面容，不能行走。急往某市级医院外科住院治疗，诊为急性阑尾炎穿孔诱发化脓性腹膜炎。腹膜炎又为外科手术禁忌证，仅用抗生素静脉滴注无果，西医束手无策，其母急来求诊。患儿神志模糊，痛苦呻吟，按、触腹部胀硬，疼痛拒按，口干，大便不畅如鸡屎状。为气滞血瘀腑气不通，急予小承气汤攻下通腑，处方：

芒硝5g（分冲）　生大黄5g（后入）　甘草3g　鬼针草18g

1剂。急炖服。

约半小时后，闻及腹中雷鸣，须臾排出旁流硬屎，腹中胀气、肿块即刻消减。将军所到之处，犹金戈铁马，此方荡涤积滞，势如破竹。旋即嘱予冰片、芒硝外敷脐周阑尾区。次日再予1剂调胃承气加四逆散以和胃理气治之，一周后痊愈出院。B超复查示未见异常。随访数年患者健康无恙。

第三节　小儿白血病

20 世纪 80 年代末的一天，有一个 3 岁患儿被送到诊室，奄奄一息，生命垂危，面目水肿，全身皮肤黄染，腹胀大如蛙，大便 3 日未解，小便短黄，舌质红苔光。其父诉孩子患白血病，住入某院治疗月余，肝功能损害，家属已无信心，来求诊治。幼儿有其独特的生理病理特点及白血病的发病机理，稚阴稚阳之体难抵化疗及激素、抗生素伤伐，小儿气阴极度受损。当下辨证为湿热内蕴，腑气不通，先治以清热利湿，行气通腑。方取调胃承气汤，处方：

芒硝 5g（分冲）　生大黄 5g（后入）　甘草 3g

1 剂。

药后二便通利，腹胀顿消，神志转清。次日急当扶木培土，清热利湿治之。方取四君子加茵陈五苓散，以健脾利湿，处方：

绵茵陈 12g　太子参 9g　漂白术 5g　猪苓 9g

白茯苓 9g　甘草梢 3g　车前子 9g（布包）

7 剂。

1 周后全身皮肤黄染退净，能知饥索食，小儿肝功能恢复正常。因父母急着回单位上班，遂将小儿抱出院，又讨一方采用平肝凉血之法治白血病，嘱其常服。往返书信用药数次，三年后告知血液检查正常，并能正常上学。10 年后，孩子的祖父高湖先生亲自登门道谢，说孙子如今已经长得很高大，现在上海念初中，并被评为上海市十佳优秀少年，身体一直很健康。两位老人脸上溢满愉悦的笑容。

第九章　外科疾病

第一节　左颈部无名肿毒

高某，女，16 岁，学生，1978 年 9 月 15 日初诊。

患者素患慢性扁桃体炎，1978 年 8 月 2 日无明显诱因发热 39℃，持续不退，同时发现左侧颈部胸锁乳突肌后缘有一约 4cm × 3cm 大小的肿块，质硬，压痛，不活动。查血常规示白细胞计数 2.3×10^9/L、中性粒细胞比例 53%、淋巴细胞比例 44%、单核细胞比例 3%。遂于 8 月 7 日前往福州某医院治疗。拟诊慢性扁桃体炎、左颈侧淋巴结肿大原因待查。经西药青霉素每日 160 万 U，肌内注射两周后热退，但颈部淋巴结肿块未消，且其下方又发现数粒约 1.5cm × 1.5cm 大的肿物，质中硬，边缘光滑，疑为结核病，但 X 线透视无异常。淋巴结活检提示淋巴结反应性增生。由于考虑此次发病与扁桃体炎有关，故于 9 月 1 日行扁桃体摘除术，伤口顺利愈合，术后第 6 天出院。出院后第 3 天又开始发热，热势不规则，最高体温达 39℃，脉搏 120 次 / 分。9 月 9 日查血常规示白细胞总数仍在 3.65×10^9/L、中性粒细胞比例 55%、淋巴细胞比例 44%、单核细胞比例 1%、血小板计数 16.4×10^9/L。因怀疑霍奇金淋巴瘤而再行淋巴结病理检查，并寄往上海某医院复查，仍无特殊发现。由于发热不退，精神疲惫，不思饮食，逐日消瘦。经他人介绍来求诊。初诊所见如上所述，扪其左颈侧淋巴结肿，累累如串珠，按之疼痛，项难转侧，咽部充血明显。舌质红苔白厚，脉数。

思时值盛夏，酷暑炎热，患者起病急骤，但热不寒，颈侧肿物累累，《病机十九条》云：“诸痛痒疮皆属于火。”暑亦火也。酷暑侵入，蕴结咽喉则发乳蛾，热毒灼津成痰，搏结经络则结如瘰疬。病根在于痰热互结，当以清热解毒，化痰散结为治。处方：

大青叶 12g　　连翘 9g　　青蒿穗 6g　　紫花地丁 15g

浙贝母 6g　　通草 5g　　全瓜蒌 24g　　淡豆豉 9g

枇杷叶 9g　　白豆蔻 3g

每日 1 剂。

二诊：服上药 3 剂后，微汗出，热势稍退，体温 36.5 ～ 37.3℃，余证同前。仍以上方加夏枯草 15g、生牡蛎 24g（先煎）为续。

三诊：自服上方后，颈部淋巴结肿逐日缩小，服过第 30 剂，白细胞总数由 3.647×10^9/L 上升至 6.8×10^9/L，中性粒细胞比例 67%，淋巴细胞比例 30%，酸性粒细胞比例 1%，单核细胞比例 2%，纳食仍差，遂以健脾化痰收功。

随访至今，病情未复发。

按 本案紧扣痰热互结这一矛盾，施以清热解毒、化痰散结之品以图根治，方中 3 味药用法尤妙：枇杷叶宣肺以开上焦；白豆蔻芳香化湿入中焦，醒脾健胃以助运化，且消苦寒清热药物伤脾碍胃之弊；通草色白质轻入肺，通调水道，引热毒从下焦膀胱而出，俾邪有出路，斯得三焦通解。由于洞彻病机，故始终守方挺进，服药 30 余剂，热退瘰消，诸恙向愈。

第二节　听神经瘤术后

庄某，男，39岁，医师，1993年10月4日会诊。

患者因听神经瘤近脑干，面神经、听神经、吞咽神经、三叉神经均受影响，于1993年9月11日行摘除手术，术中尚顺利，但术后当晚即发热，以先锋霉素、氯霉素、激素等静脉滴注，热不退，仍呕吐不能进食，吞咽无力，语言不利，流涎多，行鼻饲管进食。血常规检查示白细胞计数3.9×10^9/L、血红蛋白11.2g/L。术后第16天呕吐少许鲜血及咖啡样物，大便色黑，日行1～3次，大便潜血强阳性，于9月22日行气管切开术，下病危通知。10月1日（术后23天）拔除气管插管，但患者仍发热，大便出血，急来请会诊。

消瘦外观，吞咽无力，流涎多，语言不利不能伸舌张口，口干喜饮，发热38.5℃，大便色黑，脉细数。脉证互参，病由外邪侵犯，刀珪所伤，热邪直入血分。治宜清热解毒、育阴潜阳。方取秦艽鳖甲汤加减，处方：

青蒿穗5g	牡丹皮9g	地骨皮9g	白茅根18g
银柴胡5g	秦艽9g	生栀子9g	炒枇杷叶9g
柿蒂5枚	甘草4g	生鳖甲15g（先煎）	

3剂。

二诊：术后迄今26天，服药后体温有所下降，37.8℃，已无呕吐，痰少，咳嗽，打呃消失。大便次数日5次，量不多，大便潜血由强阳性转为阳性，尿量多，舌质淡苔微黄，脉细数，脉率76次/分。症有转机，仍属阳明火热，迫血妄行，血不循经而见便血。方取犀角地黄汤加减，犀角缺，代以大青叶清热解毒，升麻引药归经，以清阳明蕴热，凉血止血，引血归经。处方：

大青叶 9g　升麻 4g　生地黄 24g　赤白芍 9g

白茅根 24g　藕节 30g　侧柏叶 24g　黑槐花 12g

黑地榆 18g　牡丹皮 9g

3 剂。

三诊：其父代诉，8 日至 9 日上午排稀便 6 次，大便颜色稍转黄，8 日体温 38℃，9 日上午 36.5℃，中午 37.5℃，10 日上午 10 点体温 36.5℃，喜温热，怕凉畏风，血压偏低，轻咳痰不多。再拟犀角地黄汤加白茯苓、漂白术以运脾，生艾叶以止血，柏子仁以安神，处方：

大青叶 12g　升麻 4g　生地黄 24g　白茯苓 9g

杭白芍 9g　藕节 30g　白茅根 24g　侧柏叶 24g

柏子仁 15g　牡丹皮 9g　生艾叶 3g　漂白术 6g

3 剂。

四诊：其父代诉，4 天来体温正常，大便潜血阴性。偶咳，头晕，身疼疲乏，不能起坐，扶起来不到一刻钟则头晕难受。此出血后血脉虚弱，空窍失养，治以健脾养血。处方：

潞党参 18g　漂白术 6g　升麻 3g　盐陈皮 4g

蔓荆子 9g　白茯苓 9g　淮山 12g　光泽泻 9g

炙甘草 4g

3 剂。

五诊：其父代诉，肌热已彻，吞咽则食物喷出，一直靠鼻饲管。咽红，流涎，咳嗽，痰少，大便成形，舌质偏红，脉细弦。治以清热利咽，化痰镇咳。处方：

直僵蚕 6g　秋蝉衣 5g　桔梗 9g　牛蒡子 9g

土胆星 3g　浙贝母 9g　金银花 9g　威灵仙 9g

地龙干 9g　　甘草 5g　　鲜竹沥 2 支(分冲)

3 剂。

六诊：其父代诉，咽隐痛，目眶痛，右眼不能闭合，吞咽不利，咀嚼困难稍好转，痰微黄，大便隔天一解，仍治以清热养阴利咽，嘱作咀嚼肌与吞咽活动锻炼。处方：

威灵仙 9g　　鲜竹沥 2 支　　金银花 9g　　牛蒡子 9g

秋蝉衣 5g　　浙贝母 9g　　地龙干 9g　　直僵蚕 6g

桔梗 9g　　甘草 5g

4 剂。

七诊：其父代诉，12 月 7 日由某省级医院转某传染病院高干病房治疗。乏力，只能扶着走几步，纳佳，但仍用鼻饲管进食，右眼不能完全闭合，右侧口角闭合不全，咽干，鼻干，轻咳，痰少，治以清热利咽。处方：

金银花 15g　　浙贝母 9g　　牛蒡子 9g　　桑白皮 9g

直僵蚕 6g　　秋蝉衣 5g　　地龙干 9g　　明射干 9g

桔梗 9g　　甘草梢 5g　　马勃 9g(布包)

4 剂。

按　此例实因手术后应激性出血而见体虚发热。术后发热，即使血常规白细胞数不高，但仍以抗生素，甚则激素治疗，并予口服西咪替丁等，术后第 16 天出现大便潜血阳性，可考虑为用药所致。患者行听神经瘤摘除术，术后右眼不能闭合，右侧口角闭合不全，流涎，吞咽麻痹，咀嚼困难，均属刀珪损伤经络。关键应注意发热持续不退，且消化系统出血，此为热邪伤及阴分，阴络受损，迫血妄行，应先治以养阴清热，采以秦艽鳖甲汤育阴潜阳、清热解毒，药后邪热始退。第二次会诊着重以清阳明蕴热，引血归经，方取犀角地黄汤加减以凉血止血。前后 1 周热退血止，继则以健脾养血治之取效。但患者咳嗽、咽红，考虑为鼻饲管插入近3个月尚未取出，对鼻腔、咽喉黏膜刺激较大，咽红疼痛由之引起，故后来几次处方均着重以清热利咽调理，嘱加强咀嚼肌与吞咽运动锻炼，俾早日拔掉鼻饲管。

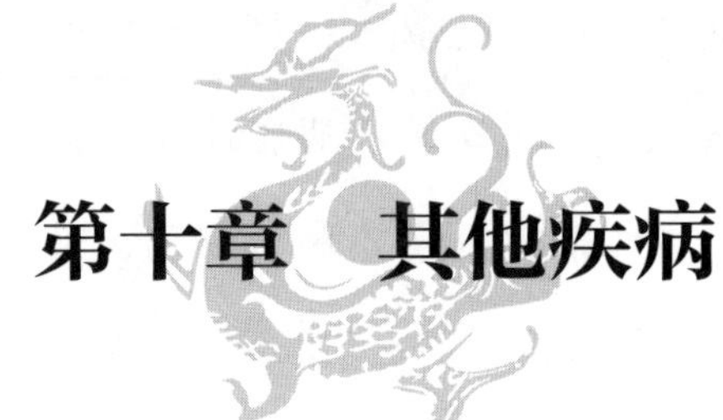

第十章 其他疾病

第一节 湿温病

病案一

杨某，男，25岁，未婚，1989年1月14日会诊。

患者以“持续发热1周”为主诉，于1989年1月10日由某市级医院门诊收入住院。入院时体温39.5℃，伴头痛多汗，口干臭，纳少，尿多色黄，大便3天未解。检查血常规示白细胞计数5.5×10^9/L、中性粒细胞比例67%、淋巴细胞比例33%，红细胞计数3.65×10^{12}/L。大便培养与血培养见有伤寒杆菌。肥达试验：伤寒沙门菌O 1 ∶ 160，伤寒沙门菌H 1 ∶ 320。入院诊断：湿温病。中药治疗以利湿化浊、清热解毒、通腑泻热，方用甘露消毒丹加全瓜蒌、生大黄等。入院第2天患者出现烦躁，又给予地西泮、盐酸氯丙嗪、奋乃静等反复肌内注射。1月13日患者表情淡漠、谵语，不辨亲属及医护人员，幻听幻视，狂躁不安，惊恐喊叫欲打人，挣脱看护人员，吞下小半块香皂，站立病床上欲抓吃荧光灯等。主治医师急请精神科专家会诊，诊断为感染性精神障碍，加重镇静剂治疗，症状仍未缓解。

1月14日晚8点，患者亲属及主管医师急来求诊，见患者痴呆状，神志时见不清，谵语，烦躁，口干口臭，大便秘结，舌苔黄厚而浊，脉虚数，认为湿温病热灼心营，火热攻心，心阴被损而谵语狂躁。治疗宜存津液，利小便，忌大汗，忌攻下，应治以透营转气。方取清营汤合清宫汤加减，处方：

鲜竹叶心 50 条	连翘心 10g	玄参心 10g	麦冬心 10g
莲子心 10g	大青叶 15g	马齿苋 30g	金银花 15g
升麻 2g			

1 剂。

嘱浓煎后分冲紫雪丹 1.5g，并嘱停用抗生素及一切镇静药。

服药后患者无烦躁，寐安，尿量增多，体温从 39.3℃降至 38.2℃。侍诊医师见症状有转机，心中大喜。问，患者烦躁如狂，同事皆认为是自身精神病，不用镇静药能行吗？笔者认为，此患者家族从未患过精神病史，此乃热邪直入心营所致。心主神志，神明被扰，不得自主而见诸证，若应用镇静剂使邪热之气不能外解，愈用愈烦躁。侍医者点头称是。

1 月 16 日中午 12 时，患者双目直视，呼之不应，时有震颤，发痉转筋，汗多高热，口干，舌荔红苔焦近墨，尿少，大便 3 日未解，体温 39.5℃。住院医师急来邀诊。患者湿温邪入厥阴心包经，手足厥阴同气相求，热极则肝木风动，故见震颤，发痉转筋，双目直视。治以清热解毒，熄风开窍。方选清瘟败毒饮加减，处方：

淡竹叶 15g	玄参 15g	生栀子 9g	生石膏 60g（先煎）
川黄连 5g	黄柏 9g	地龙干 9g	钩藤 6g（后入）
连翘心 10g	郁金 6g	金银花 15g	石菖蒲 3g（后入）
枯黄芩 9g	麦冬 9g	人中黄 6g	

2 剂。

嘱护理以小量猪胆汁 60mL，低位不保留灌肠。约半小时后排出燥屎，体温降至 38.5℃，患者转静入睡 6 小时。

侍诊医师问，湿温病禁攻下，为何又以猪胆汁灌肠通下？笔者曰，湿温病下法与伤寒不同，伤寒邪热在里，劫烁津液，下之宜峻，湿温病湿热内抟，下之宜轻，且舌荔红苔焦近墨，为内有燥屎已结，宜小量猪胆汁通导而不伤阴。一席教诲，众哑然无言。

1月18日连服清瘟败毒饮2剂后，患者较安静，时寐欠，对答切题，体温38℃，仍便秘。主治医师请示笔者后，遂投黄连解毒汤加减，处方：

淡竹叶 9g　川黄连 3g　麦冬 9g　淡豆豉 9g（后入）
生栀子 9g　枯黄芩 9g　滑石 15g　紫雪丹 1.5g（分冲）
人中黄 3g

2剂。

1月20日察看患者：思维清楚，对答切题，可自诉病情。尿量多，大便成形日1次，体温37℃，五心潮热，舌尖红苔黄稍黑，齿不枯，脉细数。笔者提醒侍医者，温病“炉烟虽尽，余焰犹藏”，五心烦热属遨游之火，治疗原则仍应存津液、利小便，开泄气机。方取三根栀豉汤加减，处方：

活芦根 30g　芦笋根 30g　白茅根 15g　玄参 9g
冬瓜仁 15g　炒栀子 9g　鲜竹茹 9g　滑石 15g
淡竹叶 15g　淡豆豉 9g（后入）　紫雪丹 1.5g（分冲）

3剂。

又嘱症有转机，还应十分注意调养，以防劳复、气复、食复。

1月23日实验室检查示血培养7天无伤寒杆菌，大便培养阴性。

1月27日患者亲属急来求诊，代诉昨晚心情愉快，吃进许多鱼后畏冷发热39.5℃，口臭、喜温饮，面晦，大便不解，小便尚清，神情疲乏，舌红苔黄浊，脉虚数。此温病恢复期，症状层出不穷，果不其然是为食复、劳复所致。再以吴氏达原饮加减，开达募原，避秽化浊，处方：

煨草果 3g　枯黄芩 9g　青蒿 5g　知母 9g

淡竹叶 9g	川厚朴 4g	苍术 5g	陈皮 3g
白茯苓 9g	甘草梢 3g	白豆蔻 3g（后入）	

2 剂。

1 月 30 日查房：体温稽留，口唇干燥，牙龈肿痛，口不干，口臭，畏冷，大便 4 日未解，脉软带缓，苔黄不燥有津，舌质淡。证属热极生寒。方取栀豉小陷胸汤加减，处方：

生栀子 9g	全瓜蒌 24g	滑石 18g	淡豆豉 9g（后入）
川黄连 5g	法半夏 5g	薄荷 3g	紫雪丹 1.5g（分冲）
冬瓜仁 15g	淡竹叶 9g	火麻仁 12g	

1 剂。

药后热退神清，能入寐，口臭减轻，咳嗽有痰，小便多，肠鸣矢气，脉缓，苔心黄边净。此法既已中肯，且循出入，仍以栀豉小陷胸汤加减，处方：

生栀子 9g	全瓜蒌 24g	川黄连 5g	淡豆豉 9g（后入）
法半夏 5g	土胆星 3g	川贝母 9g	石菖蒲 3g（后入）
淡竹叶 9g	活芦根 12g	郁金 3g	紫雪丹 1.5g（分冲）

2 剂。

药后病状渐入庶境，再悉心调养 1 周，直至出院。

侍医者问，此案从危急至恢复期及劳复，均采用紫雪丹，为何不用安宫牛黄丸以清热开窍？答曰，患者邪在营分，欲转出气分，故不用入营血分的安宫牛黄丸，以防药性黏滞，使邪再留营分，故用清气分热的紫雪丹。

按 湿温为湿热类中主要的疾病。福建地处沿海，气候炎热，多雨多湿，感邪之气最杂，治法亦迥异。化燥化热，传变无定；清热太过，留湿致困；养阴不当，反成蒙蔽；并有伏热，恐邪复炽，故应详细审察，切不可草率从事。治疗原则概括为存津液、利小便、禁发汗。此案为其中典型案例，从发病到治愈，诊断、辨治均使人折服，随证应变，处方严谨，丝丝入扣，药到病除。入院仅10天，血培养未见伤寒杆菌，却已出现精神症状，西医束手无策，转以中医治疗而痊愈，中医治疗湿温病的独特之处，由此足见一斑，值得后学借鉴。

病案二

程某，女，43岁。务农，1984年5月6日初诊。

4月22日劳作中淋雨，翌日喷嚏流涕，头蒙，似畏冷但又觉烘热，认为是普通感冒，不以为意，自煎生姜葱白红糖水服2日，症状未解。24日头昏，身酸楚，体温38.5℃，由乡医按感冒治疗，服3剂中草药后，每日体温在37.6～38.5℃，或有汗出热退但旋即又起，周身乏力酸痛，口干不喜饮，纳食不馨，脘腹胀满，大便不成形。4月28日往某市级医院行血培养检查提示肥达试验阳性。住院8天仍然发热畏寒，体温波动在37.6～38℃，神倦乏力，头昏，身体重痛，遂由家人陪伴驱车前来就诊。

患者神疲乏力，畏寒厚衣，头身重痛，出汗，胸口汗出湿衣，口不甚渴，不思饮水，脘腹胀满，纳呆欲呕，大便不成形。舌质偏红苔黄厚腻，脉细濡。证属湿温。患者劳作汗出，涉水淋雨，热蕴湿中，湿遏热伏，气机阻滞，脾阳被困而见头身困重，汗出而身热不扬，脘胀纳呆，大便不成形。舌质偏红苔黄带腻，脉细濡。盖治湿温病应辨偏湿、偏热为要，偏湿盛则见上述证候，故清热化湿利水法为首选，化湿浊、运气机使邪祛而不伤正，清热而不伤脾，利水而不伤阴。方取三仁汤合甘露消毒丹加减，处方：

藿香叶 5g　连翘 9g　薏苡仁 12g　清半夏 6g
绵茵陈 12g　滑石 12g　川厚朴 5g　羌独活各 3g

白豆蔻 9g　　蚕沙 9g（布包）　　石菖蒲 3g（后入）

3 剂。

方中妙在蚕沙配滑石利前阴，分清泌浊，除一身之重痛。

二诊：药后 2 剂，傍晚体温最高为 37.4℃，寒热汗出身酸楚减轻，3 剂尽后能知饥进食，肠鸣，小便清利，大便不成形，仍感乏力神疲，今早体温 36.8℃。舌质转淡苔薄黄，脉细弦。湿邪已解，症有转机，仍守上法，继以上方加减。处方：

藿香叶 5g　　草果 6g　　绵茵陈 12g　　羌独活各 3g

白豆蔻 9g　　川厚朴 5g　　清半夏 6g　　苍白术各 5g

薏苡仁 12g　　蚕沙 9g（布包）

5 剂。

1 周后家人告知病已痊愈，复查肥达试验转阴，已出院回家休养调理。嘱饮食清淡，少食多餐，不得劳作辛苦，防止气候变化六淫侵袭而感疾。随访数月身体无恙。

按 犯湿温病者，多由热蕴湿中，湿遏热伏，胶着难解，阻滞气机，易困脾阳。因四时湿热交蒸之气，伏湿蕴酿成温，因而多用芳香淡渗或苦温燥化之剂，以疏逐湿热，舒展气机。禁汗、禁吐、禁下为法则。临证首辨偏热、偏湿。湿偏甚者发热不扬、纳呆、脘腹胀闷、口不渴、汗出身楚、便溏，临床以芳香化湿为治，用藿香正气散、三仁汤加减主之；热偏甚者，烦热口干、汗多、夜寐不宁，治疗多以三仁汤加甘露消毒丹以化湿浊、运气机。湿温病应防传变入里侵犯营血。若见狂躁大热，神识昏聩，腹痛便血，舌绛脉数，实为热入营血，应以凉血清热，养阴清气法为治。

第二节 风湿热痹

病案一

张某，男，30岁，已婚，干部。1963年2月25日初诊。

患者病始于1962年7月去林区工作，冒雨受寒后全身关节酸痛，至10月两膝关节肿痛，当地医院诊为类风湿关节炎，曾应用抗生素、激素等治疗2个月无效，而来求诊。

治疗方案分两个阶段。

第一阶段于2月25日至5月24日。症见周身关节肿痛畸形，屈伸不能，阴雨天及气候冷时疼痛尤甚，不能入眠，颊车不利，口不能张，饮食由护理人员喂饲，发热自汗，微感风寒，渴不多饮而喜热饮，食欲欠佳，大便时稀，舌质淡胖苔薄黄，脉弦大滑数。

查体见肘、腋下淋巴结肿大。血常规检查示白细胞计数$13.6 \times 10^9/L$，中性粒细胞比例86%，淋巴细胞比例12%，嗜酸性粒细胞比例2%，红细胞计数$3.09 \times 10^{12}/L$，血红蛋白8g/L。血沉112mm/h。肝功能及粪常规均正常。西医诊断：类风湿关节炎。中医诊断：风寒湿痹。治以祛风散寒、通络止痛，用三痹汤、小续命汤、桂枝芍药知母汤、下焦宣痹汤及虫类祛风药、小活络丹等，配合针灸，西药用激素、抗生素等中西医结合治疗3个月左右，症状无明显改善，而身体日益消瘦，血红蛋白降至6g/L，红细胞计数$3.0 \times 10^{12}/L$，白细胞计数$3.0 \times 10^9/L$，血沉98mm/h。

第二阶段治疗为5月25日至12月15日。经温药治疗后症状好转不明显，症见周身关节疼痛肿大，皮肤温热潮红，活动则疼痛难忍，终日卧床不起。关节附近肌肉僵硬萎缩变形，不能屈伸，发热，口渴喜饮，夜不能寐，烦躁不安，纳差体瘦，精神疲乏，大便干，舌红苔黄，脉细数。

查体见咽红，体温 38.4℃，血检抗链球菌溶血素 O 833U。证系湿热偏盛伤及胃阴，不以西药配合治疗，采用清热利湿养阴法，配合针灸。方取三根白虎汤加味，处方：

芭蕉根 30g	薏苡仁根 30g	活芦根 30g	知母 9g
石膏 124g（先煎）	忍冬藤 30g	宣木瓜 9g	赤芍 9g

5 剂。

服药 5 剂后体温正常，关节肿痛明显减轻，遵原方续服近 30 剂。又以木莲根 48g、猪七寸 1 只炖服，隔日 1 次，并配合针灸治疗，在后期使用血见愁、桂枝、忍冬、泽兰等煎汤局部熏洗。

经治疗 1 个月后（7 月上旬）患者能下床倚墙走动，到 9 月底能自由行走，11 月两膝关节活动基本恢复正常，疼痛基本消失，唯右手指关节仍有畸形。体重从 45kg 增至 60kg，红细胞回升到 4.20×10^{12}/L，血沉 9mm/h，抗链球菌溶血素 O 500 单位，于 12 月 15 日出院。

按 此例先治以温通，使寒湿之邪得以热化，而后治以清热解毒，使邪有出处。又虑及体虚之人，当要培补气血。盖气血乃人赖以奉生之本，若置根本于不顾，一味祛风燥湿，致令阴液气血耗损，故用血肉有情之品以骨补骨，诸法合用，终获良效。

病案二

金某，男，34 岁，已婚，干部，1962 年 5 月 28 日入院。

患者患关节炎 16 年，曾在部队医院治疗 2 年稍好转，但逢气候变化即感四肢关节游走作痛，并有轻微变形，第 10、11、12 胸椎及第 4、5 腰椎疼痛难伸，右髋关节疼痛拒按，行走不便，寐欠纳差，口渴喜饮，尿赤，大便正常。舌尖红苔浊微黄，脉弦滑。检查血沉 28mm/h，抗链球菌溶血素 O 625U，体温 37.4℃，心肺无阳性体征，四肢关节红肿疼痛。中医诊断为风湿热痹，治以清热利湿，疏风通络为主。拟三根白虎汤加味，处方：

芭蕉根 60g	薏苡仁根 30g	黄柏 9g	桑枝根 30g
忍冬藤 30g	乌大豆 15g	知母 9g	活芦根 60g
杭白芍 9g	地龙干 9g	石膏 18g（先煎）	生地黄 30g
苍白术各 5g			

7 剂。

每日服 1 剂，4 剂后关节痛明显减轻，续服 3 剂，并配合针灸治疗。服药月余，诸症悉减，食睡正常，行动自如。检查血沉 8mm/h，抗链球菌溶血素 O 333U，于 7 月 15 日出院。嘱继服上方巩固疗效。

按 此案痹证经年，关节热痛红肿，口干寐差，脉弦滑均系气阴两虚、湿热偏盛，使津液营卫闭塞不通，故以三根白虎汤加味清热化湿，养阴通络达邪。4 剂知，40 多剂后腰膝痹痛痊愈。由此可见痹证并非皆用温燥药，见热象宜用清热凉营利湿之法治之。故临证治病须知其常，亦须知其变，方能掌握病机，使药到病除。

第三节　瘴　疟

病案一

1940年隆冬的一天，遇里人郑冠生于途，见其负两匹龙头白布，询其胡为？其曰："老母病笃，曾住塔亭医院（现为福州市第二医院）1个月，诊断为小肠炎，抗日战争时期，药品既缺又贵，在厂方资助下买了4瓶西药（药名不详）。4瓶价格约50g黄金，服后亦无效果。昨接病危通知，始抬回家中，现在奄奄一息，因人手缺乏，先备后事而已。"笔者曰："能吞乎？"其曰："徐徐喂之尚可。"笔者遂随其前往住所，见患者年将耳顺，肌肉消瘦，两目欲闭，口张神呆而痰声如拽锯状。时呈谵语，六脉虚滑，舌尖微红，苔根浊心剥，摸之尚润，便溺自遗，按其身热不扬，四肢冷，额上热，鼻梁凉，细忖时值冬令，水冷金寒，此系脾胃感冷，中气不能运痰，以致痰气上迷心窍，故神昏不能言也。证属"哑瘴"范畴，痰生于湿，痰滞于寒。治以温中燥湿。方取二陈汤合青州白丸子加味，处方：

西洋参5g　淡竹叶9g　香陈5g　白茯苓9g

甘草梢3g　清半夏6g　干姜3g　青州白丸子9g（杵碎布包）

清水煎徐徐灌之。

翌日痰声减，仍嗜寐，问答切题，六脉滑苔根白腻。前法既能中肯，不必更弦，再拟二陈合星附汤继进2剂，病情渐入庶境，随后继以二陈汤、嘉禾散等调理40天而愈。

病案二

郑某，男，52岁，福州人，务农，1978年11月20日初诊。

发病已十余日，病始于淋雨后憎寒发热，日晡热壮，体温39～40℃，无汗，周身疼痛，口燥喜饮，唇焦咽干，纳呆乏味，神识模糊，烦躁，寐则易醒，胸闷不适。但腹中冰冷，大便溏薄，3～4日一解，小便如常。舌质淡红苔白浊腻中剥，脉沉弦数。曾求他医，服中药十余剂无效来求诊。视病证，诊为瘴邪，以解表化湿，调和脾胃治之。处方：

藿香叶 5g　煨草果 3g　淡竹叶 9g　清半夏 6g
白茯苓 9g　杨桃花 9g　北沙参 10g　藁本 5g
甘草梢 3g　石菖蒲 2g（后入）

4剂。

另以白茯苓、淡竹叶、荷叶、炒苡仁各 10g，水煎代茶。

二诊：服药后上半身汗出，肌热身疼已除，恶寒减轻，精神转佳，口不干渴，大便不畅，小便尚利，脉缓，舌质淡红，苔浊稍退。病情已有转机，尚应芳香化浊，温中固下。处方：

藁本 3g　苍术 5g　清半夏 6g　煨草果 5g
桔梗 6g　淡竹叶 9g　杨桃花 10g　炒苡仁 10g
陈皮 3g　甘草梢 3g　肉桂 1g（分冲）

3剂。

三诊：诸证悉除，已能下床步行，唯头晕头重，微感畏风，纳少，便通不畅，脉弦缓，舌淡苔白。步前法，处方：

淡竹叶 9g　白茯苓 9g　苍术 5g　杨桃花 9g
煨草果 3g　清半夏 6g　甘草 3g　肉桂 1g（分冲）

3剂。

四诊：大便已畅，唯尚头晕头重，纳可，舌淡苔微浊，脉弦缓。治以燥湿和中、清上温下。处方：

潞党参 15g　淡竹叶 10g　白茯苓 9g　麦冬 9g
杨桃花 9g　淡附子 5g　清半夏 6g　陈皮 5g
煨草果 3g　甘草梢 3g

3剂。以奏全功。

按 今岁冬行春令，阳气恒泄，闭藏不固。患者又系劳动时突然淋雨而发病。此乃腠理不密，寒湿交侵，寒伤肾，湿伤脾，脾肾阳气为阴寒外束所致。见恶寒发热，寒重于热，周身疼痛，汗不得出，纳呆乏味，苔白浊中剥，乃脾阳为湿所困；腹中冰冷，大便溏薄，3～4天一次，以腹为阴，阴寒甚则腹冷，肾阳不足，脾土失煦故便溏，便溏是瘴疠所忌，好在三四天一解，元气尚未大虚；烦出于心，燥出于肾，心肾俱属少阴经，同气相求也。阴闭于内，阳浮于外而出现烦躁难安、唇焦咽燥、神识模糊、寐则易醒、舌质红、口干喜饮等一派热象，是阳格于上的明征。脉沉弦数，沉为阴，弦主寒热，数为虚为热，这个“数”应指虚热所致。总之本例证型是寒在下而热在上，因有恶寒，故称冷瘴。先予正气和解，服药后汗出热彻，周身不痛，是寒湿俱祛之兆。继以温中固下，使下元温暖，湿痰祛除，以竟全功。

方中以藿香叶气味芳香助脾开胃，清半夏之燥湿化痰，白茯苓之健脾渗湿，煨草果温中消食化滞，甘草调中，同用祛瘴疠之气。石菖蒲味辛能散邪开窍以醒神志，淡竹叶清心除烦，北沙参补肺气以生津止渴。藁本乃太阳经药，发热，周身疼痛，邪气郁结于太阳经，藁本能使邪从汗解，更能祛风除湿。杨桃花解肌热，能祛水冷之毒，时令之药也，共为正气和解之剂，乃治瘴先用之方。嘱服3剂，另拟白茯苓、淡竹叶、荷叶、炒苡仁四味醒脾祛湿药代茶饮之。

服药3剂，即中病机，病十去其七。盖瘴病之因系阴湿之气常盛，脾恶湿，湿生痰，故遵前法加苍术以扶脾燥湿，陈皮以消痰利气，肉桂之热以行之，且能引上焦之阳下入命门以除寒，桔梗能疏通肺气、利痰、散胸膈瘴热之气也。

三诊用温中固下法，诸证悉减，唯头蒙如裹，微畏风，大便不畅，纳少，舌质偏红苔白，以为阴湿之邪未尽之故，宜前方再服 3 剂。

四诊用既济汤加味收功，妙在引火归原，肾中有阳气则下元暖，根本固而瘴邪自息矣。

病案三

蒋某，男，42 岁，驾驶员，1986 年 9 月 21 日初诊。

寒热交作 22 天。先恶寒，后发热，热势 39 ～ 40℃，鼻尖凉，汗出热始退，早上退净，午后又作，并见申时头痛，咳嗽无痰，耳聋，口干喜热饮，纳呆，大便 3 日未行，舌红苔微黄，脉细弦缓。证系瘴疟，邪逗募原，治宜正气和解。处方：

青蒿穗 5g　藁本 4g　杨桃花 9g　淡竹叶 9g

清半夏 6g　苍术 6g　煨草果 4g　枯黄芩 9g

川厚朴 5g　陈皮 4g　甘草梢 4g

2 剂。

二诊：药后 2 剂，午后 2 时发热 38℃，历 2 小时降至正常，午夜又发热 38℃，睡后未测体温，晨起热已退净，耳稍聪，口淡乏味，口干喜热饮，大便日通一次，质溏薄，矢气频传，溺少色赤，舌质偏红苔薄腻，脉细弦。前法既已中鹄，再拟和解之剂。处方：

青蒿穗 5g　枯黄芩 6g　毛柴胡 5g　知母 9g（去毛）

杨桃花 9g　川贝母 5g　荷衣 10g　青陈皮 4g（各半）

煨草果 4g　清半夏 6g　苍术 6g　甘草梢 4g

3 剂。

三诊：体温逐降，午后体温最高 37.4℃，今晨耳鸣已消除，精神转佳，纳食知味，食量尚好。唯余头晕，口干喜热饮，大便糊状，舌质淡苔薄白，脉细弦数，脉率 100 次 / 分。此乃正气已虚，余邪未尽，治宜清上温中。处方：

煨党参 18g　麦冬 9g　煨草果 4g　淡竹叶 9g
青蒿穗 5g　苍术 5g　川厚朴 5g　杨桃花 9g
炙甘草 5g　陈皮 4g　知母 10g（去毛）

3 剂。

四诊：体温退净已 3 天，体温 36.5℃，晨起头晕，稍坐片刻才能行走，食欲增进，大便已成形，但细条状，溺已正常，舌淡苔薄，脉沉弦数，脉率 90 次 / 分。病属向愈之候，续上法为治。处方：

潞党参 20g　麦冬 9g　淡竹叶 9g　清半夏 6g
白茯苓 10g　杨桃花 9g　炙甘草 5g　川厚朴 5g
草豆蔻 2.5g　盐陈皮 4g

服药 2 剂后，病已痊愈。

按 本案患者发病于秋末，阳燠之气恒泄之时，见寒热交作，热甚鼻凉，脉沉弦缓，此乃瘴邪逗留募原，湿郁热伏之候，属冷瘴范畴。冷瘴之治，正气和解为先，遂投正气和解散加减。3 剂见瘥，复进 3 剂，邪热顿挫。三诊正虚邪怯，治转清上温中，服药 5 剂，病已痊愈。本案患者幸在年轻体健，故此次发病虽长达兼旬之久，病邪却羁留募原，未波及下焦，故未取固下引火归原之法亦竟全功，此即有是证，用是法，投是方以治耳。

病案四

张某，男，46 岁，干部，1986 年 12 月 5 日初诊。

起病周余，全身骨节酸痛难以名状，恶寒重，发热轻，午后势增，见风加剧，体温波动在 37.5 ～ 38.5℃，曾经中西医治疗未效。兼见咳嗽无痰，咽痛，脘痞腹胀，纳食乏味，夜寐欠佳，入夜下半身尤冷，口干喜热饮，大便干，小溲可，舌质红苔白厚，脉浮弦数。拟诊瘴邪逗留募原，治宜和解。处方：

藁本 5g　清半夏 6g　川厚朴 5g　苍白术各 5g

陈皮 4g　杨桃花 9g　煨草果 4g　青蒿穗 5g

桔梗 6g　炙甘草 5g　知母 9g（去毛）

3 剂。

二诊：药后身痛除，入夜后下半身冷感明显减轻，体温递减，已趋正常。唯余头晕，咽痛，唇破，纳呆，口不干，矢气频传，二便尚调，舌红苔厚稍退，脉弦缓。药已中鹄，邪祛七八，治转清上、温中、固下。处方：

嘉禾散 10g（包）　炒苡仁 9g　陈皮 4g　川厚朴 5g

知母 9g（去毛）　炙甘草 5g　苍术 5g　清半夏 6g

淡竹叶 9g　杨桃花 9g　煨草果 4g

3 剂。

药后诸症咸瘥。

按　本案瘴邪逗留募原，病势较轻，治以正气和解即获良效。二诊见头晕、咽痛、唇破乃虚火上浮之候，故治转清上温中固下，以嘉禾散合正气和解散，上清心肺之虚热，下引龙雷之火以归原，中补脾气以化痰。药证相切，效若桴鼓。

第十一章　救误案

第一节　脾胃虚寒误作肝胆湿热救误案

栗某，女，65 岁，退休干部，1986 年 2 月 2 日入院。

患者素有胆囊炎、胆石症病史。此次缘于两天前家遇喜事，喝两口鸡汤后发热畏冷，纳呆，恶心，口苦唇麻，右胁下痛引肩背，巩膜微黄，大便五六天一解，小便深黄，舌质淡暗苔白腻，脉细弦。触诊：腹软，右上腹压痛明显，墨菲征（+），血常规：白细胞计数 6.9×10^9/L，中性粒细胞比例 77%，淋巴细胞比例 21%，嗜酸性粒细胞比例 2%。门诊拟胁痛（慢性胆囊炎胆石症急性发作）收入院治疗。主管医生初诊辨证，认为外有表邪，内有结热，取大柴胡汤以疏肝利胆，清热化湿通腑。处方：毛柴胡、枳壳、生大黄、枯黄芩、清半夏、杭白芍、生姜、红枣。

服药 2 剂后大便 1 次，量少不畅，觉畏寒脘胀，口干苦不喜饮，腹痛，疲乏。

二诊：辨证认为下药不够，再按原方去姜、枣加芒硝 9g，意在加强攻下之力，并配合洁霉素、红霉素、氯霉素静脉滴注。

如此治疗 20 余天，症仍不减，畏寒喜近衣被，脘胁胀痛，痛时汗出，便秘不通，巩膜黄染，疲乏懒言，不思饮食，口干不喜饮，舌淡苔白厚，脉沉细弱。

何以赓服利湿泻热药 20 余剂而腹反胀、痛益甚、大便愈秘？主管医师急请笔者诊治。视患者面容憔悴，闭目懒言，语息低微，脉证互参后认为：此乃正气受戕，脾阳受损之征耳。患者年逾六旬，素罹胆囊炎、胆石症，辄服利湿消导之药多剂，脾阳衰弱，并禁荤腻之品，营养不足，体质益虚，今受寒凉克伐药物太过，则犯虚虚之戒。证虽有肝胆郁热，但脾阳已伤，寒遏中枢，运化无权，清浊升降之机受阻，呕恶腹痛胀满诸证皆起也。《医学心悟》谓："有阴结之证，大便反硬，得温则行，如开冰解冻之象。"治宜温运脾阳，兼通气化。遂停西药。方取香砂理中汤加味，旨在补中寓攻，处方：

潞党参 15g　川厚朴 3g　漂白术 5g　砂仁 3g（后入）
当归尾 6g　盐陈皮 3g　炙甘草 5g　炊木香 3g（后入）
干姜 5g

2 剂。

服药 1 剂，症无好转，阴寒未消；再进 1 剂，始觉肠鸣矢气。气机已化，腹胀痛顿减，知饥索软食，照原方加绵茵陈、枳壳，去陈皮、川厚朴。服 2 剂后胃纳转佳，大便二日一行，舌苔转薄白，但胃脘仍怕寒凉，随后以本方加减，调治数日后痊愈出院。

按 肝主木，与胆相表里，性喜条达，旺于春季。时值二月，正是三阳开泰，家逢喜事，心情觉朗。又喝鸡汤，巽为鸡，属风木，使肝气疏泄太过，横逆犯胃，遂致气机阻滞。初起认为脘胀胁痛，目黄，发热并有结石病史，是实证、热证，竟对号入座，不辨寒热虚实，轻投大柴胡汤加芒硝以清热攻下，不虞过用消导克伐之剂，使脾阳受戕；脾阳不足则寒气内生，中焦气机不运则升降失常，而使甲木横逆乘其所胜，故见心下胀满诸症。肝胆湿热一证，法当清热利湿或以攻下，盖六腑以通为用，通则不痛之义。此例反用温补收功，何也？因思久病体虚，服消导药已兼旬，虽有蕴热，荡涤殆尽。况乎患者面容憔悴，闭目懒言，脉沉细弱，舌苔白厚，脘腹胀满证属太阴病，服硝黄反而不通便。由于克伐太过，仓廪受伤，譬如釜底无薪，寒凝不化，健运无权而心下痞满作矣。“至虚有盛候”，正合《伤寒论》云“脏寒生满病”，采用“寒者温之”“虚者补之”的原则，处以香砂理中汤，鼓舞阳气使枢机运转。药后矢气频传，大便反通，是中焦温运，升降有权，寓补于攻，收效弥彰。故治病应审察病机，知其进退，毋实实，毋虚虚，切莫舍有辜，伐无过，以防误治矣。

第二节　瘴疟救误案

陈某，女，51岁，干部，1982年11月16日初诊。

患者曾有脏躁病经治疗症状好转。昨晚突发寒战高热，不药而退，伴胸中懊恼，口苦口干但不喜饮，舌红苔厚微黄，脉细弦。拟诊“热扰胸膈”，投以逍遥散加生栀子、豆豉各9g，3剂尽后，寒热不解，反见日晡加剧，胸胁苦满，口苦咽干，不喜饮水，纳呆泛呕，神疲倦怠，心慌气促，呼吸不畅，头痛在侧，舌质淡红，苔浊腻微黄，脉细弦数。血液检查未见疟原虫，病情较前有增无减。见其寒热、口苦咽干，状若柴胡证，欲投小柴胡汤，然因初诊误治，故格外谨慎，不敢贸然下药。凝思良久，察患者额上热，但鼻凉肢冷，顿时醒悟，遂投：

苍术6g	川厚朴6g	盐陈皮3g	桔梗6g
藁本6g	白茯苓10g	清半夏6g	甘草3g

3剂。

药后1剂寒热显减，2剂寒热已彻，4剂尽后，诸恙咸瘥。

按 本案发病突然，实属新感为患，然因初诊拘于患者脏躁为病，且见其寒热不药而退，故认为其寒热交作，属阴阳不调所致，胸中懊恼乃热扰胸膈而发。思脏躁为病，肝郁使然，治当疏肝解郁。胸中懊恼者，《伤寒论》曰“心中懊恼，栀子豉汤主之”，遂投逍遥散合栀豉汤，药后病热不减而反增。细察之后，方悟瘴邪为患误作内伤施治，病证既明，下药不难，投燥湿健脾之和解散加苓、夏4剂，诸恙咸瘥，可谓效若沃雪。或曰：患者寒热交作，头痛在侧，胸胁苦满，口苦咽干，状若邪入少阳，投小柴胡汤亦无不可。非也，盖瘴疟乃痰湿内盛，阳熯外泄之证，而柴胡为升阳发散之品，用于阳熯外泄之证，则可导致阳气愈泄，正气更伤。且小柴胡汤主伤寒邪居少阳半表半里，其舌苔多薄白；瘴疟之症，无痰不成疾，痰、水、湿一源三岐，皆困中焦，脾为邪困，运化失司，其舌苔多厚浊，实非柴胡汤之所宜。二诊若非细察病证，险致再错之误耳。

瘴疟病为闽粤两省所特有。江南地带，山高地低，水土卑湿，山岚瘴气，云雾迷蒙。春夏多淫雨而寒，阴湿之气常盛；秋冬多晴日而暖，阳燠之气恒泄，草木不凋而反花。应于人，阴湿之气盛则体重而痰多，阳燠恒泄，不得下降，则腠理不密，下元虚寒。是时，若不自调摄，不避风雨，不节饮食，感受不正之气，则易发本病，若治不得法，则缠绵难愈。故《唐诗·梦李白》曰："江南瘴疠地，逐客无消息。"本病症状有寒多、热多之分。寒多热少为冷瘴，病势为轻；单热不寒为热瘴，病势多重；噫噫作声为哑瘴，病势属危。其辨证施治一般超出《伤寒论》《温病条辨》常法。以三焦论治，上焦心肺，中焦脾胃，下焦肾命门。初起用药，多以正气和解以调治，继则温中固下以缓图，本例患者幸得及时纠误，免罹沉疴之苦耳。

第三节　阳虚发热救误案

林某，女，58 岁，干部，1986 年 11 月 13 日初诊。

患者素有肺结核病史，经治疗已钙化。3 个月前因患关节疼痛住某省级医院中西药治疗 88 天，于 1986 年 10 月 30 日出院。住院治疗后，关节疼痛虽减，但时觉心悸，背痛，怕风，乍寒乍热，手足心热而颧不赤，腋温 37.1 ～ 37.3℃，口干喜热饮，纳呆，二便尚调。舌质偏暗，苔白厚，脉细数。辨证：阴虚伏热，治当滋阴清热，因虑其久病已伤及脾，故佐以健脾益气之品，处方：

青蒿穗 5g	生鳖甲 12g	银柴胡 5g	百部 9g
地骨皮 9g	生黄芪 12g	白茯苓 9g	秦艽 9g
光泽泻 9g	淮山 12g	红枣 1 枚（擘开）	生姜 1 片

3 剂。

二诊：症未见减，而热势反增，体温 37.8℃，尤以午后申酉戌时（15：00—21：00）为甚，且见神疲乏力，头痛，心悸心下满，呕恶，舌暗苔黄厚腻，脉弦细数。何以滋阴清热而热势反增？细审其因，患者病始于久病长期服西药之后，脾胃损伤，尤以中焦症状突出为多见。思李东垣“脾证始得，则气高而喘，身热而烦……其皮肤不任风寒而生寒热”。今病热，实乃脾阳已虚，阳郁不升，阴火上乘所致，寒之阳气益困则热势益增，遂改甘温除热法。方取补中益气汤加麦冬一味治之，处方：

生黄芪 18g	漂白术 6g	陈皮 3g	升麻 3g
潞党参 12g	毛柴胡 5g	当归 6g	甘草 3g
麦冬 12g			

服药 3 剂，寒热皆除，诸恙咸瘥。

按 草木无情，过服则伐生生之气。本案患者，关节疼痛，服药将近3个月，并见纳呆，舌苔白厚，当知脾阳受损。脾虚则枢机不转，升降失调，阳气郁而不升，阳郁则无以护营卫，则肌表不耐风寒侵袭，乃生寒热；阴火上乘，则心动悸，身热而烦；脾虚不运则脘胀纳呆，舌苔白厚。然初诊时，但思患者素有肺结核病史，又见其午后低热，手足心热，脉细数。认为脉细为虚，细数为阴虚，投以秦艽鳖甲散旨在滋阴养血，清热除蒸，忽略了阳虚亦可致“热”之病机。讵料服药3剂，非但不应证，身热反甚，且增心下满，呕恶，舌苔黄腻之征，实乃审证不细，轻投秦艽鳖甲散之故。太阳主开，太阴亦主开，脾气上输则太阳之气可外达。脾喜燥恶润，秦艽鳖甲散其性滋腻，虽于方中佐以健脾益气之品，仍不足以制其黏腻之性，以致脾阳益困，太阳之气不能外达，而现热势反增，诸症加剧。脾阳既虚，何以反见苔黄腻，脉细数？盖湿邪不化，蕴而生热所致，次诊改用甘温除热法，投补中益气汤，因见其口干心悸，故加麦冬一味，旨在“善补阳者必于阴中求阳”。药证相切，药到病除。

寒热一证，有外感、内伤之分。外感者，六淫之气客于肌表，正邪相争乃生寒热，法当祛邪为主。内伤则多由阴阳不相平衡，或阴虚生虚热，或阳虚阴火上乘所致。阴虚者，临证屡见不鲜，不难鉴别，唯阳虚者常为医家所忽略，盖阳虚多生虚寒故耳。据李东垣《脾胃论》之义：阳虚生虚热者，实乃脾胃之气衰，元气不足，精气下流于肾，阴火得以乘其土位所致。其寒热必不及外感之甚，亦不及阴虚之烦，而以中焦不运为突出表现，多有脾胃乃伤之因，只要详加审证，亦不难鉴别。本案失误，实认证不细所致。丹溪曰“认证为先，施治为后”，认证之重要，切不可疏忽耳。

为庆祝中华人民共和国建国十周年，定于十月一日上午十时在天安門举行閲兵与群众庆祝游行大会。届时敬請

光临

庆祝中华人民共和国建国十周年筹备委員会

1959 年中华人民共和国成立 10 周年之际郑孙谋作为福建省文教卫生系统先进工作者和劳动模范代表进京观礼的请柬

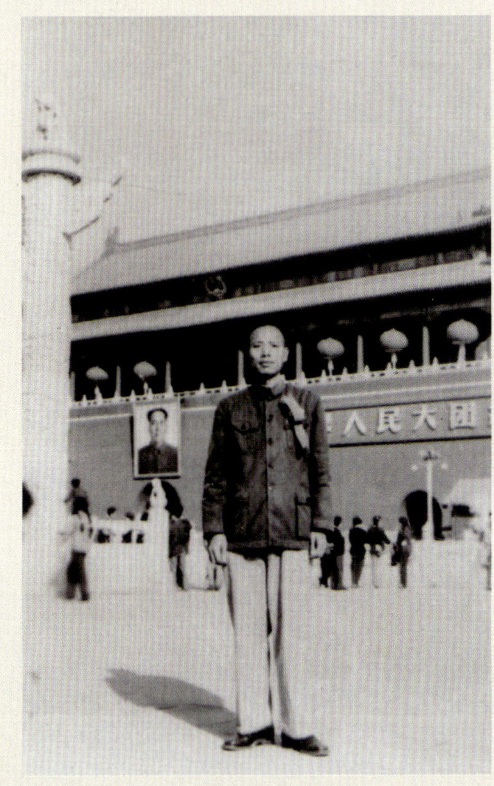

1959 年中华人民共和国成立 10 周年之际郑孙谋在天安门广场前留影

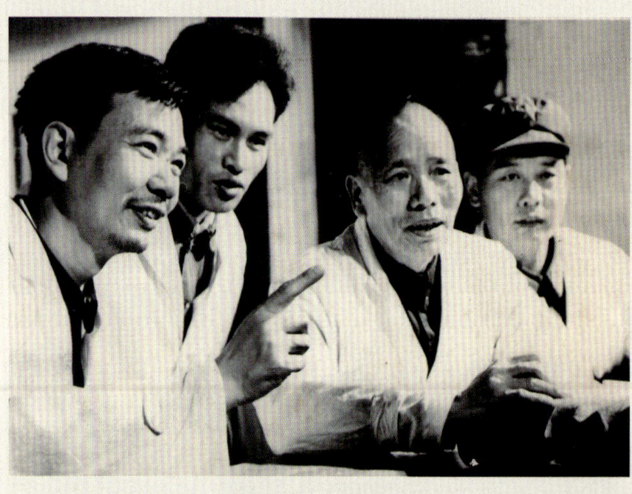

1972 年郑孙谋临床带教“西学中”学生肖超琴等

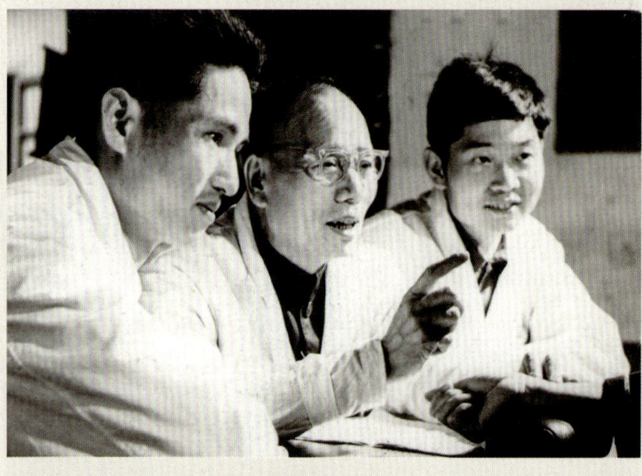

1972 年临床带教学生郑维厚、李成平

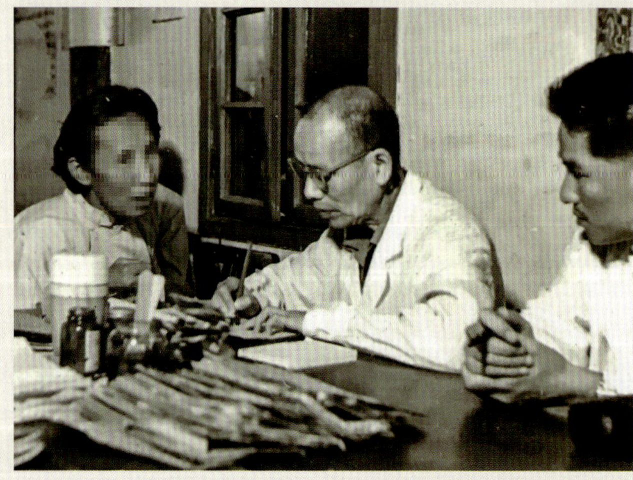

1973 年郑孙谋应诊照

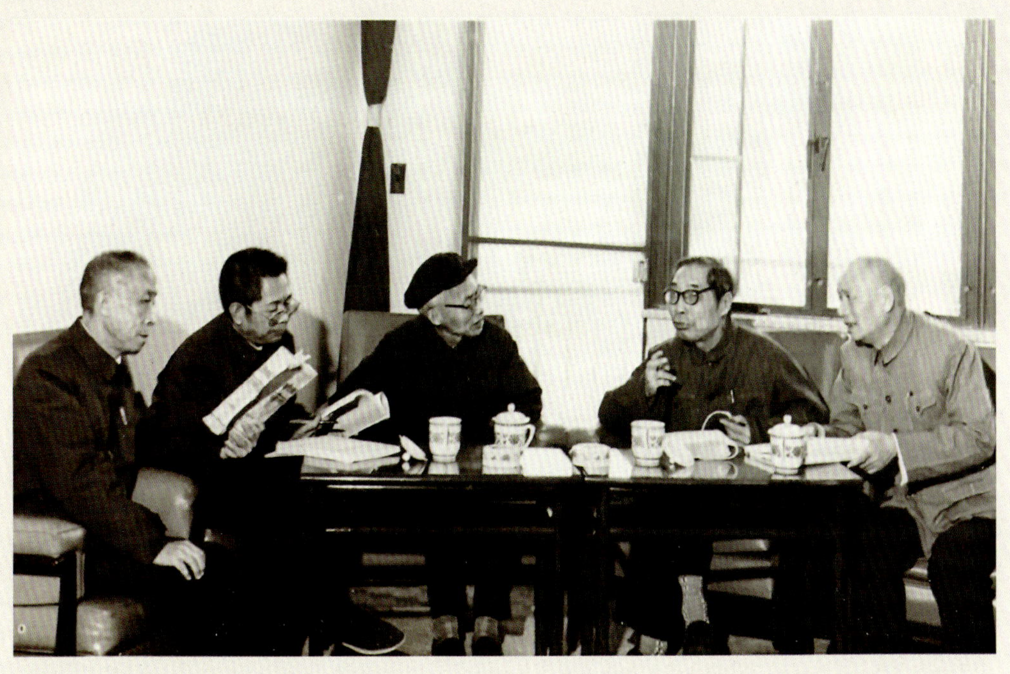

1981 年林增祥、俞长荣、俞慎初、吴味雪、郑孙谋（从左至右）在一起学习讨论

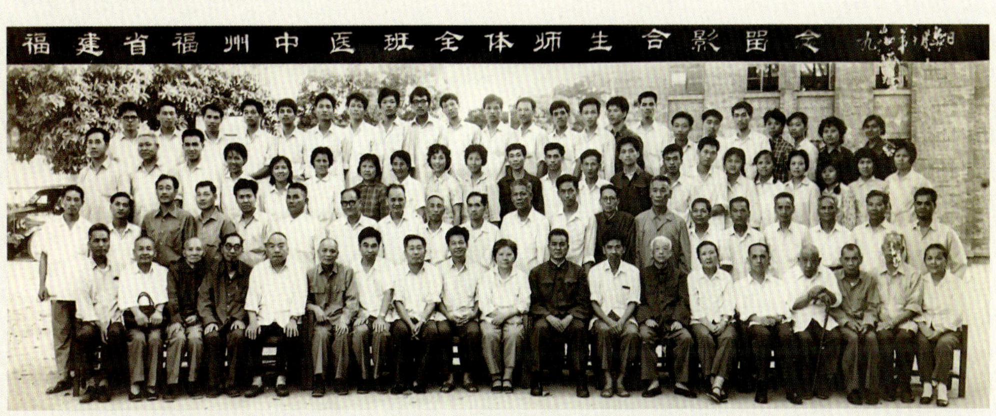

1981 年福建省首批全国名老中医学术继承班全体师生毕业留影（郑孙谋为前排左六）

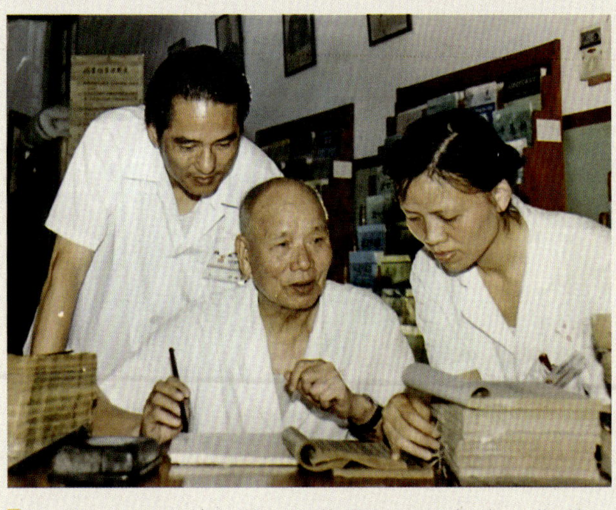

1983 年郑孙谋和学生郑伟厚、郑婉如在一起学习讨论病案

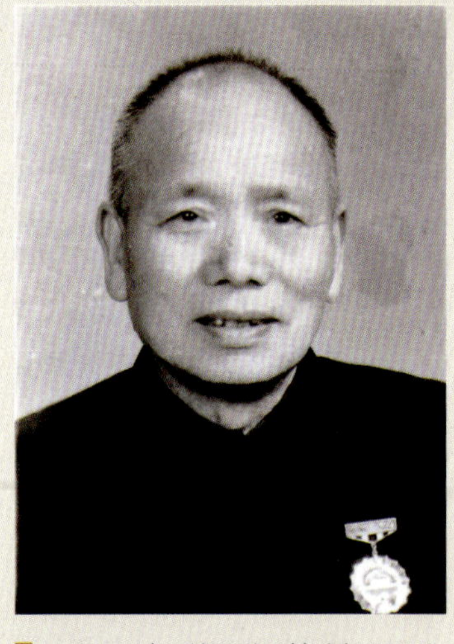

1986 年郑孙谋被评为“全国卫生系统先进工作者”“福建省卫生系统先进工作者”“福州市卫生系统先进工作者”，并获颁“全国五一劳动奖章”

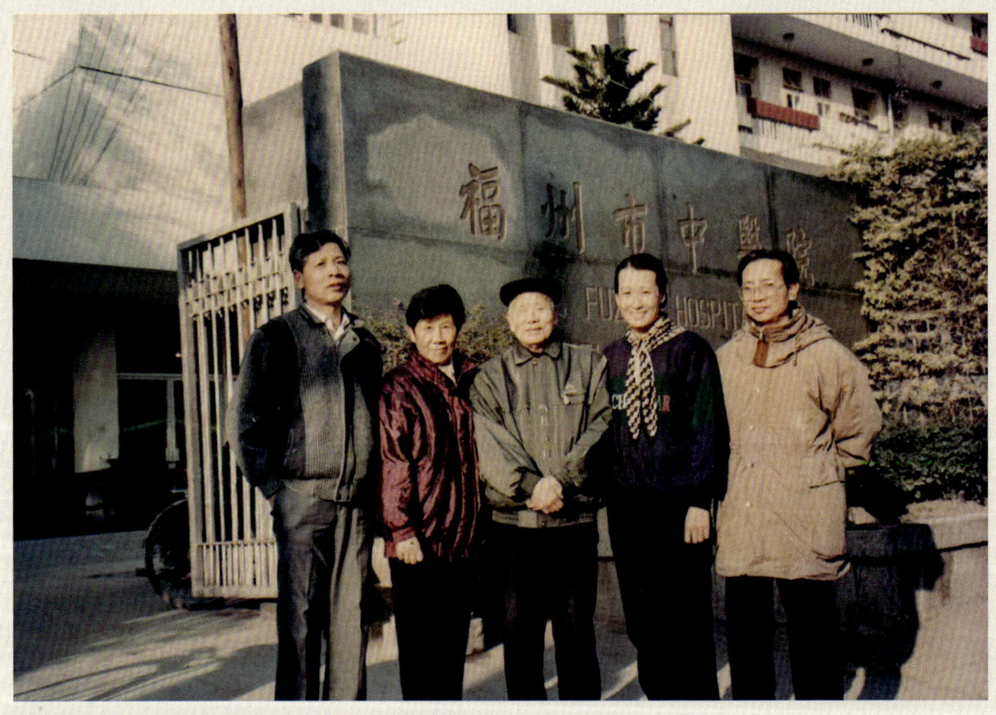

1990 年郑孙谋和学生在一起。左起任尔济、林瑞珠、郑孙谋、江映红、陈世环

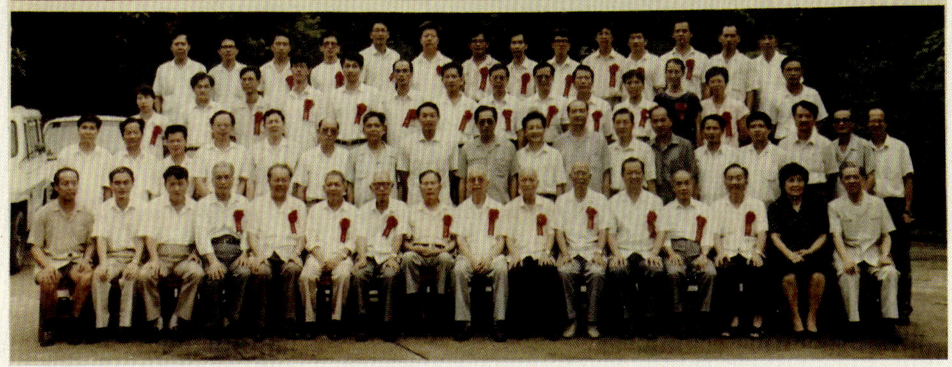

1991 年福建省继承老中医药专家学术经验拜师会全体师生留影（郑孙谋前排左十）

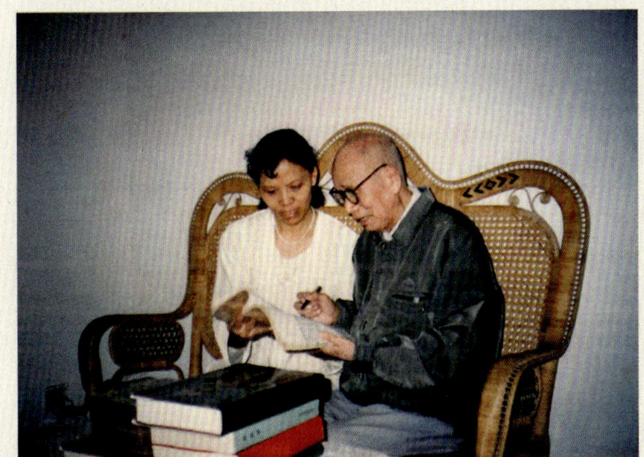

1992 年郑孙谋和女儿婉如研讨中医

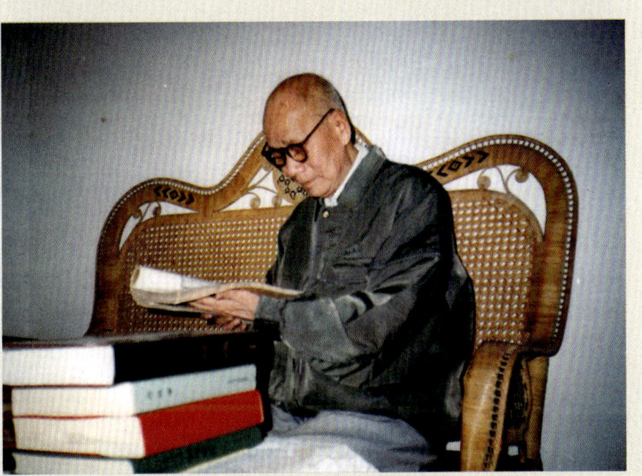

1992 年郑孙谋生活照

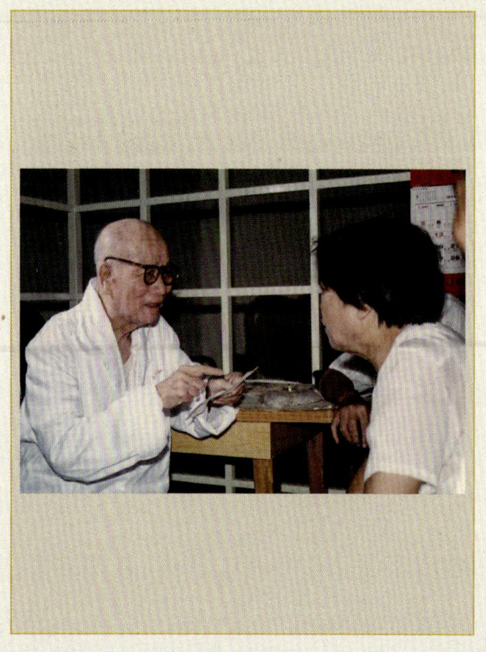

2000年郑孙谋应诊照

祖國醫学与我

福州市中医院内科主任醫師

福州市中醫研究所所長

鄭孫謀

（作者簡介）鄭孫謀（1913～）字仲權，福建福州市人。四世业医，十四岁始涉杏林，念四歲懸壺故里，声誉日隆。擅長内科，女、幼科亦有較深造詣。善於治療疑難雜病，对心脏疾病研究尤有心得。致力中醫臨床凡五十餘年。曾任福州市人民醫院（中医院前称）副院長。

海峡文艺出版社　15×20=300　第1頁

郑孙谋手稿1

痞”。从“塞因塞用”治則，法取培育坤土，升清降浊。喻嘉言强调三法：“補益元气，宣布五陽，开鬼門、潔净府”。舉一方而寓三法者，惟東垣之升陽益胃湯最為合拍。方中参、耆、术、草益氣升陽；柴、陳、羌、独、防、升清疏肺；苓、瀉、夏、連、降浊導濕；白芍斂陰和血，散中有收；薑、棗調和營卫，補中有散。使澀滑攸分，陰陽趋於平秘。

医案二：瘴邪。

鄭某、男、52岁、農民。

初診（1978年11月20日）：发病已十餘日，於淋雨后增寒发热，日晡热壮，体温39℃～40℃，無汗，周身疼痛。口燥喜飲，唇焦咽干，纳呆乏味。煩躁，神识模糊，寐則易醒，胸次不适。但腹中冰冷，大便溏薄，3～4日一解，小便

海峡文艺出版社　15×20=300　第13頁

郑孙谋手稿2

如常。舌質淡红，苔白浊腻中剥，脉沈弦数。诊为瘴邪，以解表化濕、调和脾胃治之。處方：藿香梗、煨草果、藁本各5克，姜夏6克，茯苓、楊桃花、沙参各10克，淡竹葉9克，川菖2克（后入），甘草梢3克。每日一剂，服三剂。另以茯苓、淡竹葉、荷葉、炒苡米各10克，水煎代茶。

二诊（11月24日）：服药后上半身汗出，肌热身疼已除，恶寒减轻，精神轉佳。口不干渴，但大便不暢，小便尚利。脉緩，舌尖淡红，苔浊稍退，病情已有轉机。尚宜芳香化浊、温中固下。處方：藁本、蒼术、姜夏、煨草果各5克，桔梗6克，淡竹葉9克，楊桃花、炒苡米各10克，陳皮、甘草梢各3克，肉桂1克（冲）。服三剂。

海峡文艺出版社　15×20=300　第14頁

郑孙谋手稿3

三诊（11月27日）：诸证悉除，已能下床步行，惟还头晕头重，微感畏風。纳少，便通不畅，脉弦缓，舌淡苔白。步前法，處方：淡竹叶、茯苓、楊桃花各9克，蒼术5克，半夏6克，煨草果、甘草各3克，肉桂1克（分冲）。三剂。

四诊（12月1日）：大便已暢，惟尚头晕头重。纳可，脉弦缓，舌淡苔微浊。治以燥濕和中、清上温下。處方：党参15克，淡竹叶10克，茯苓、麦冬、楊桃花各9克，半夏6克，淡附子、陳皮各5克，煨草果、甘草梢各3克，嘱服三剂，以奏全功。

按：本病的病机主要由於寒濕之邪傷中下二焦，导致浮陽上越，形成上热下寒之证。其辨证論治一般括入傷寒、温病等范围。如治不

海峡文艺出版社 15×20=300 第15页

郑孙谋手稿 4

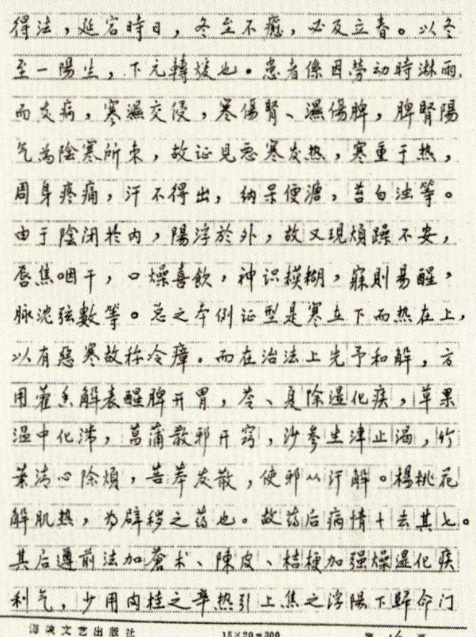

得法，延宕時日，冬至不瘥，必及立春。以冬至一陽生，下元轉虚也。患者係因勞动時淋雨而發病，寒濕交侵，寒傷腎、濕傷脾，脾腎陽气為陰寒所束，故证見恶寒发热，寒重于热，周身疼痛，汗不得出，纳呆便溏，苔白浊等。由于陰閉於内，陽浮於外，故又現煩躁不安，唇焦咽干，口燥喜飲，神识模糊，寐則易醒，脉沉弦数等。总之本例证型是寒在下而热在上，以有惡寒故稱冷瘴。而在治法上先予和解，方用藿香解表醒脾开胃，苓、夏除湿化痰，草果温中化滞，菖蒲散邪开窍，沙参生津止渴，竹叶清心除煩，香薷发散，使邪从汗解。楊桃花解肌热，为辟秽之药也。故药后病情十去其七。其后遵前法加蒼术、陳皮、桔梗加强燥湿化痰利气，少用肉桂之辛热引上焦之浮陽下歸命门

海峡文艺出版社 15×20=300 第16页

郑孙谋手稿 5

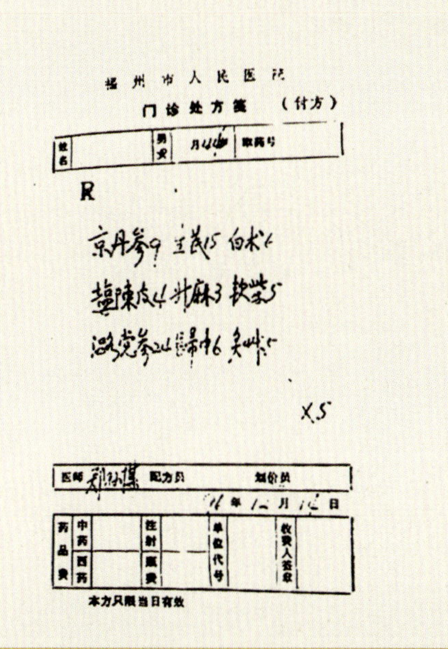

福州市人民医院

门诊处方笺 （付方）

姓名 男女 岁 取药号

R

京丹参9 生芪15 白术6

升麻3

×5

医师 配方员 划价员

年 月 日

药品费 中药 西药 注射 瓶费 单位代号 收费人签章

本方只限当日有效

郑孙谋手写处方 1

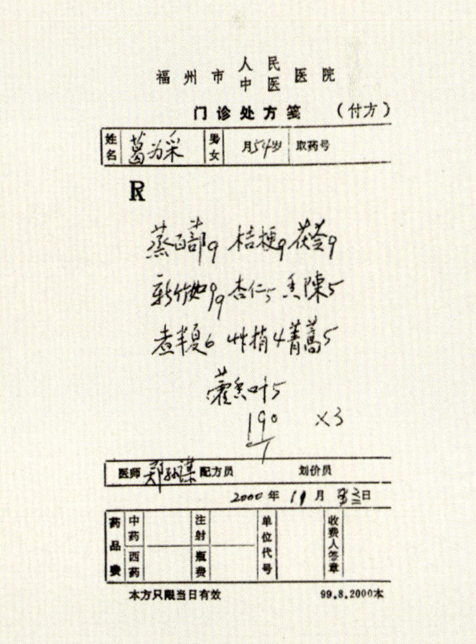

福州市人民医院 中医医院

门诊处方笺 （付方）

姓名 男女 岁 取药号

R

蒸百部9 桔梗9 茯苓9

杏仁5

青蒿5

藿香叶5

×3

医师 配方员 划价员

2000年11月23日

药品费 中药 西药 注射 瓶费 单位代号 收费人签章

本方只限当日有效 99.8.2000本

郑孙谋手写处方 2

唐山地震十週年紀念

唐山地震十週年浩劫重提涕潸焉前兆有徵科普悟及時預報策安全

丙寅七月鄭孫謀書於榕城

郑孙谋书法作品

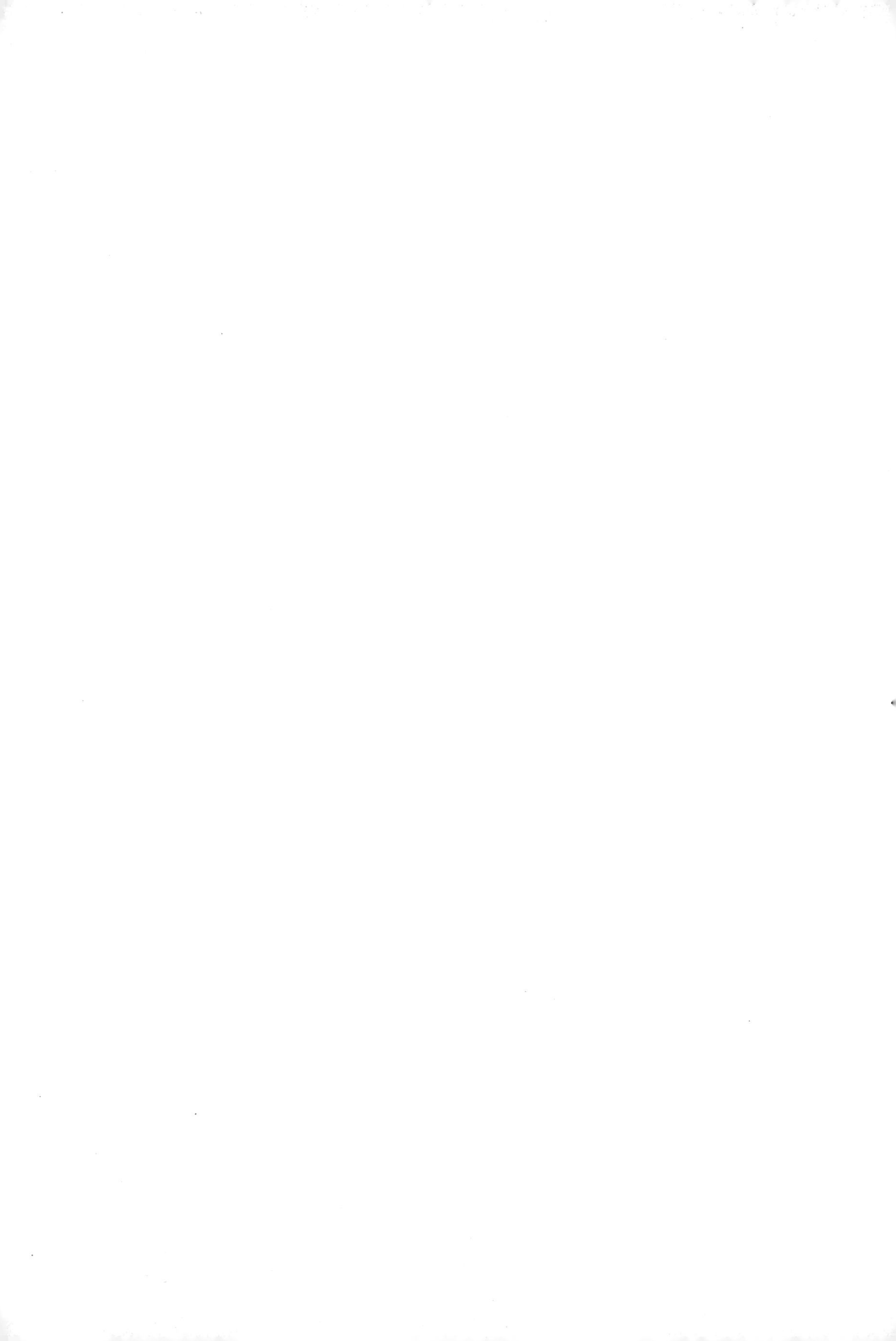